Dekan: Professor Dr. A. Stühmer
Referent: Dozent Dr. H. Schneider.

Gedruckt mit Genehmigung
der
medizinischen Fakultät der Universität Freiburg i. Br.

ARCHIV
FÜR
KLINISCHE CHIRURGIE

KONGRESSORGAN
DER DEUTSCHEN GESELLSCHAFT FÜR CHIRURGIE

BEGRÜNDET VON

DR. B. VON LANGENBECK
WEIL. WIRKL. GEH. RAT UND PROFESSOR DER CHIRURGIE

HERAUSGEGEBEN VON

A. EISELSBERG	A. BIER	F. SAUERBRUCH
WIEN	BERLIN	BERLIN
E. PAYR	M. KIRSCHNER	A. BORCHARD
LEIPZIG	HEIDELBERG	BERLIN-CHARLOTTENBURG
O. NORDMANN	G. MAGNUS	
BERLIN	MÜNCHEN	

REDIGIERT VON
A. BORCHARD UND O. NORDMANN

Sonderabdruck aus 195. Band. 2. Heft

Hans-Joachim Köhler:
Untersuchungen über die Wirkung von Veritol auf Blutdruck und Pulszahl bei gesunden Menschen und bei Menschen mit chirurgischen Erkrankungen

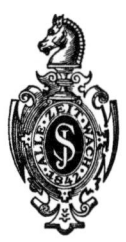

SPRINGER-VERLAG BERLIN HEIDELBERG GMBH
1939

ISBN 978-3-662-28025-6   ISBN 978-3-662-29533-5 (eBook)
DOI 10.1007/978-3-662-29533-5

Das **„Archiv für klinische Chirurgie"** erscheint nach Maßgabe des eingehenden Materials zwanglos, in einzeln berechneten Heften, von denen etwa 4 einen Band bilden.

Der Autor erhält einen Unkostenersatz von RM 20.— für den 16seitigen Druckbogen, jedoch im Höchstfalle RM 40.— für eine Arbeit.

Es wird ausdrücklich darauf aufmerksam gemacht, daß mit der Annahme des Manuskriptes und seiner Veröffentlichung durch den Verlag das ausschließliche Verlagsrecht für alle Sprachen und Länder an den Verlag übergeht, und zwar bis zum 31. Dezember desjenigen Kalenderjahres, das auf das Jahr des Erscheinens folgt. Hieraus ergibt sich, daß grundsätzlich nur Arbeiten angenommen werden können, die vorher weder im Inland noch im Ausland veröffentlicht worden sind, und die auch nachträglich nicht anderweitig zu veröffentlichen der Autor sich verpflichtet.

Bei Arbeiten aus Instituten, Kliniken usw. ist eine Erklärung des Direktors oder eines Abteilungsleiters beizufügen, daß er mit der Publikation der Arbeit aus dem Institut bzw. der Abteilung einverstanden ist und den Verfasser auf die Aufnahmebedingungen aufmerksam gemacht hat.

Die Mitarbeiter erhalten von ihrer Arbeit zusammen 40 Sonderdrucke unentgeltlich. Weitere 160 Exemplare werden, falls bei Rücksendung der 1. Korrektur bestellt, gegen eine angemessene Entschädigung geliefert. Darüber hinaus gewünschte Exemplare müssen zum Bogennettopreise berechnet werden. **Mit der Lieferung von Dissertationsexemplaren befaßt sich die Verlagsbuchhandlung grundsätzlich nicht;** sie stellt jedoch den Doktoranden den Satz zur Verfügung zwecks Anfertigung der Dissertationsexemplare durch die Druckerei.

Manuskriptsendungen werden erbeten an

Geheimrat Professor Dr. A. Borchard,
Berlin-Charlottenburg, Lietzensee-Ufer 6.

Verlagsbuchhandlung Julius Springer.

---

195. Band.   Inhaltsverzeichnis.   2. Heft.

Seite

Krieg, Wolfgang. Kritisches zu den gebräuchlichsten Behandlungsmethoden der Verbrennungen und die Behandlung der Verbrennungen mit Lebertransalbe unter besonderer Berücksichtigung der drittgradigen Verbrennungen. (Mit 20, zum Teil farbigen Textabbildungen) 203

Gottesbüren, Hermann. Vorbeugung und Behandlung des Wundstarrkrampfes unter besonderer Berücksichtigung der aktiven Immunisierung. (Mit 3 Textabbildungen) 250

Köhler, Hans-Joachim. Untersuchungen über die Wirkung von Veritol auf Blutdruck und Pulszahl bei gesunden Menschen und bei Menschen mit chirurgischen Erkrankungen 273

Takenouti, Masao. Statistische Betrachtung über 54 Fälle von Magenkrebs bei Jugendlichen (unter 30 Jahren). (Mit 1 Textabbildung) 305

Hoffmann, Victor. Die kleine Magenresektion (nach Reichel) beim Ulcus duodeni und ventriculi in dem Ergebnis meiner Nachuntersuchungen. (Mit 3 Textabbildungen) 312

Novák, Ernst v. und **Andreas Rigler.** Über Hernien und den Erfolg ihrer chirurgischen Behandlung 342

Triendl, E. Untersuchungen über Kniegelenksmenisken von Bergbewohnern. (Mit 12 Textabbildungen) 372

Weyeneth, R. Cystisches Neuroblastom des Dünndarms. (Mit 12 Textabbildungen) 398

Felsenreich, Fritz. Histologische Untersuchungen an operierten Schenkelhalsbrüchen. V. Mitteilung. Große Einbrüche der Kopfoberfläche, Sequestration, „Geröllcysten" und verwandte Zustandsbilder sowie Ausheilungsvorgänge nach solchen Destruktionsprozessen. (Mit 20 Textabbildungen) 413

Aufnahmebedingungen siehe III. Umschlagseite

(Aus der Chirurgischen Universitätsklinik Freiburg i. Br.
Direktor: Prof. Dr. E. Rehn.)

Untersuchungen über die Wirkung von Veritol auf Blutdruck und Pulszahl bei gesunden Menschen und bei Menschen mit chirurgischen Erkrankungen [1].

Von

Hans-Joachim Köhler.

(Eingegangen am 1. Dezember 1938.)

Ein großer Teil der heutigen wissenschaftlichen Untersuchungen in der Chirurgie befaßt sich mit den verschiedenen Betäubungsarten und ihren Nachwirkungen auf die Organfunktionen. Ferner wird den unmittelbaren Folgen des operativen Eingriffes das Interesse zugewandt.

Hierüber erschienen besonders zahlreiche Arbeiten aus der *Rehn*schen Klinik.

Killian stellte das Narkoseproblem in den Brennpunkt der neueren wissenschaftlichen und praktischen Untersuchungen.

H. Schneider und andere Schüler der *Rehn*schen Klinik zeigten die große Bedeutung der Kreislaufveränderungen bei chirurgischen Erkrankungen auf und wiesen besonders auf die Narkoseempfindlichkeit und Kollapsbereitschaft herzgeschädigter und kreislauflabiler Menschen hin. Alle diese Probleme faßte *Rehn* unter den Begriff „Operationsgefährdung" zusammen. Die Operationsgefährdung ergibt sich aus dem Verhältnis der Operationsbelastung zur Leistungsfähigkeit des Gesamtorganismus. Hieraus folgt, daß die Operationsgefahr um so geringer ist, je kleiner die Operationsbelastung und je größer die Leistungsfähigkeit des Gesamtorganismus ist. Für den geschwächten Körper stellt jeder noch so geringe operative Eingriff eine schwere Belastung dar, die man durch entsprechende Vorbereitung zu überbrücken sucht.

Unter den Erkrankungen, die jede noch so gute und technisch hervorragende Operation zunichte machen können, stehen die Herz- und Kreislauferkrankungen an erster Stelle. Es muß daher vor jeder Operation nach Möglichkeit ein klares Bild des Zustandes und der Leistungsfähigkeit des Kreislaufs gewonnen werden, da Narkose und Operationsbelastungen oft Störungen verursachen, die sich besonders am Kreislauf auswirken. Dabei wird, von organischen Herzkrankheiten abgesehen, weniger das Herz betroffen, als vielmehr das durch die Regulationseinrichtungen gesteuerte Gleichgewicht im Kreislauf. Vor allem wird oft die für die Leistung des Gesamtkreislaufes wichtige Blutverteilung in großen Gebieten der Peripherie und im Splanchnicusgebiet gestört. Ein

---

[1] D 25.

gesunder Organismus wird solche Belastungen fast in jedem Falle ausgleichen können. Dies erlebt man täglich auf dem Operationstisch. Die Untersuchungen von *H. Schneider* und *Polano* zeigten durch exakte Methoden an chirurgischem Material auf, wie der Organismus solche Belastungen beantwortet, und bewiesen, daß es tatsächlich im Organismus zu solchen Kompensationen kommt.

Bezüglich öfters auftretender Zwischenfälle in der Narkose wären wir in der Voraussage der Sicherheit des Operationserfolges ein tüchtiges Stück weiter, wenn es uns gelänge, die Größe der Reaktionsbreite des Herz- und Gefäßsystems vor der Operation mit gewisser Sicherheit zu bestimmen. Röntgenuntersuchungen, Elektrokardiographie, Energometrie, Bestimmung des Schlagvolumens und andere Methoden wurden deshalb in den Dienst der Herzfunktionsprüfung gestellt und haben wichtige Erkenntnisse gebracht. Alle diese Prüfungen sind aber wegen der Schwierigkeit ihrer Methodik in einem großen klinischen Betrieb allgemein nicht durchführbar, ganz abgesehen davon, daß auch der Wert einzelner Methoden für unsere Zwecke noch sehr umstritten ist und diese oft nur einen Ausschnitt des gesamten Ablaufes geben.

Die bisher angewandten Kreislauffunktionsprüfungen stellen fast allgemein eine Belastung durch Muskelarbeit dar. Diese ist jedoch nicht ohne weiteres der Belastung gleichzusetzen, die ein Organismus durch einen operativen Eingriff erleidet. Die Belastung des Kreislaufes durch eine Operation, gleichviel ob in Narkose oder in örtlicher Betäubung ausgeführt, liegt auf einem ganz anderen Gebiet. Der Kranke leistet ja, während er auf dem Operationstisch liegt, keine vermehrte körperliche Arbeit, sondern er erleidet traumatische und chemische Reize, die am vegetativen Nervensystem angreifen und unter anderem auch reflektorisch Herz und Gefäße beeinflussen. Das, was der Chirurg fürchtet, ist das plötzliche Versagen des Kreislaufes. Dieses Ereignis ist mit großer Wahrscheinlichkeit reflektorisch bedingt, weil es nicht nur kreislaufkranke Menschen, sondern auch Kranke, deren Kreislauf organisch gesund zu sein scheint, betrifft.

Zum größten Teil beruhen also die durch die Operation verursachten Störungen in einer Schädigung des die wichtigsten Lebensfunktionen regulierenden vegetativen Systems *(Rehn)*. Hier sind vor allen Dingen die Erscheinungen wichtig, die man mit Shock und Kollaps bezeichnet. Sie sind es, welche die Hauptsorgen des Chirurgen ausmachen, da sie mit bedrohlichem Versagen des Kreislaufs verbunden sind. Auch auf diesem Gebiet haben *Rehn* und seine Schüler wegweisend gewirkt. Das Charakteristische für den Shock ist das ,,gewaltsame, plötzliche, von *außen* kommende Ereignis; er kann sich unmittelbar aus dem mechanischen Trauma entwickeln, dagegen baut sich der Kollaps auf Vorgängen, krankhaften Störungen im Körper selbst auf" *(E. Rehn)*. Dabei kann allerdings der Shock schließlich in einen schweren Kollaps übergehen.

So kann es durch plötzliche sehr starke Läsionen, die mechanischer (z. B. Zerquetschung einer Extremität) sowie physikalischer (z. B. Verbrennung) Art sein können, zum Shock kommen. Es handelt sich dann um einen Zustand, bei welchem ein eigenartiges Darniederliegen des ganzen Organismus in allen seinen wichtigen lebensnotwendigen Einrichtungen eingetreten ist und welcher oft in einem tödlichen Kreislaufzusammenbruch endet, ohne daß eine Erkrankung der Kreislauforgane besteht. Außerdem kennen wir zunächst einfache, leicht korrigierbare Kreislaufstörungen, z. B. bei Überdosierung durch Narkotica oder bei der Ohnmacht. Manche Verwirrung ist dadurch entstanden, daß solche Zustände oft auch als Shock oder Kollaps bezeichnet wurden. Im ausgesprochenen Shock verlieren alle Kreislaufanaleptika ihre Wirksamkeit. Nimmt man aber beim sog. Kollaps das diese Erscheinungen verursachende Mittel (z. B. in der Narkose den Äther) weg und versucht, diesen Zustand durch geeignete Kreislaufmittel zu überbrücken, bevor sich ein schwerer Shock entwickelt, so wird man oft hierbei gute Erfolge haben.

Der echte Kollaps, der durch eine bunte Vielheit ätiologischer Faktoren bedingt sein kann, entwickelt sich ganz allmählich und ist dadurch gekennzeichnet, daß es dabei zu einer ganz kontinuierlich fortschreitenden Gefäßinsuffizienz kommt. Das Blut ist nicht mehr fähig, sich aus den Geweben zu entwickeln, es wird in den Depots festgehalten. Dadurch erwachsen dem Organismus drei Gefahren:

1. Geringere Durchblutung lebenswichtiger Organe.
2. Ungenügende Nahrungsversorgung der Gewebe.
3. Retention von Stoffwechselschlacken in den Organen und im Blut.

Klinisch äußert sich dies in kleinem, fadenförmigem, anfangs frequentem Puls, oberflächlicher Atmung, bleichem, oft wachsartigem Antlitz; es kommt zu einer blauen Verfärbung der Lippen, Ohren, Nase und Hände, die Extremitäten werden kalt. Wird diesem fortschreitenden Verfall kein Einhalt geboten, so kommt es oft zum Tode.

Solchen Kranken müssen daher alle Mittel zugeführt werden, die das in den Depots und in den peripheren Gefäßen versackte Blut mobilisieren und auch die Herzarbeit selbst kräftigen, sobald das Herz sekundär in Mitleidenschaft gezogen wird. Hierfür sind eine große Reihe gutwirkender Mittel bekannt (Campher, Adrenalin, Cardiazol, Coramin, Lobelin, Ephetonin, Sympatol, Neospiran, neuerdings auch Cormed, Cycliton). Vollkommenes leisten alle nicht. Ein genaues Studium der einschlägigen Literatur zeigt immer wieder, daß in diesem oder jenem Fall das eine Mittel versagt hat, jedoch ein anderer Wirkstoff einen glänzenden Erfolg zeitigte und umgekehrt.

Je schwerer der Patient darniederliegt, um so geringer ist der Erfolg. Ferner kann man diese Mittel niemals wahllos geben; z. B. bei Adrenalin kann es geschehen, daß das kranke Herz nach einer Adrenalininjektion durch die mächtige, sofort einsetzende Steigerung des Blutdruckes plötzlich versagt, es tritt eine akute Herzdilatation ein.

Beobachten wir kollapsgefährdete Patienten während der Operation in Äthernarkose, so treten in rascher Folge die oben beschriebenen Symptome auf; die Atmung wird oberflächlicher, die blaugraue Verfärbung des Gesichts fällt sofort auf, der Blutdruck sinkt, der Puls wird sehr rasch, ein Zeichen, daß das Herz bestrebt ist, die Blutdrucksenkung durch vermehrte, beschleunigte Arbeit auszugleichen. In diesem Moment genügt die Zuführung eines Mittels, welches das in der Peripherie versackte Blut möglichst vor einer hinzukommenden Herzinsuffizienz wieder mobilisiert und in den Blutkreislauf wirft. Ein solches peripher angreifendes Mittel hat die Firma Knoll, Ludwigshafen, unter dem Namen *Veritol* (frühere Bezeichnung H 75) herausgebracht.

Dieses Präparat wurde von *Rein* einer eingehenden experimentellen Untersuchung unterzogen. Als Versuchstiere dienten ihm Hunde in Morphin-Pernoctonnarkose, denen intraveöse Gaben von 0,05—0,2 mg/kg verabfolgt wurden. Zur Sicherung der Befunde wurden Vergleiche an dezerebrierten Hunden ausgeführt.

Zusammenfassend kommt *Rein* zu folgendem Ergebnis: Stets fand er eine lang andauernde Steigerung des arteriellen Blutdruckes. Wirkliche Durchblutungseinengungen durch Vasokonstriktion konnte er bei den von ihm verwandten Dosen in keinem Gefäßgebiet beobachten. *Rein* betont, daß bei intaktem Vagus der physiologische Maximaldruck nur wenig überschritten wird, sofort einsetzende Selbststeuerungsreflexe verhindern die Erreichung gefährlicher Druckhöhen. „Der rechtzeitige Einsatz reflektorischer Abwehrmaßnahmen ist im Gegensatz zu Adrenalin und ähnlichen Mitteln immer zu beobachten." Ferner erfolgte die Drucksteigerung häufig ohne merkliche Frequenzerhöhung des Herzens. Unangenehme subjektive oder objektive Erscheinungen traten nicht auf. Wegen dieser günstigen Wirkungsweise glaubt *Rein*, das Veritol bei schweren peripheren, möglicherweise auch bei kardialen Kreislaufniederlagen (Operationskollaps, Narkoseschäden) beim Menschen empfehlen zu können. *D. Schneider* verabfolgte daraufhin dieses Präparat chirurgisch Erkrankten. Bei gesunden Versuchspersonen wurde der Blutdruck durch Dosen, die im akuten Kollaps eine Erhöhung auf die Norm bewirkten, bis auf 200 mm Hg gesteigert. Die Herztätigkeit wurde dabei nie beeinflußt. Die Pulsfrequenz blieb normal. Bei akutem Kollaps fand er stets eine ausgezeichnete Wirkung. Weder nach intravenöser (i. v.) noch nach intramuskulärer (i. m.) Anwendung wurden unangenehme Zwischenfälle beobachtet. Bei i. m. Injektionen wird der Kreislauf fast ebenso schnell wie nach i. v. Injektionen angekurbelt. Bei „kollapsgefährdeten" Patienten stieg in der Mehrzahl der Fälle die Pulsfrequenz leicht an. *D. Schneider* erklärt dies durch den Bainbridgereflex. Beim gesunden Menschen konnte er auch schon nach kleineren Dosen i. v. erhebliche Drucksteigerungen beobachten.

Von großer Wichtigkeit erschienen uns ferner folgende Ergebnisse: Unangenehme Zwischenfälle nach Injektion traten auch bei hoher Dosierung nicht auf; das EKG. bleibt normal auch nach hohen drucksteigernden Gaben. Zur Vor- und Nachbehandlung nach Operationen „kollapsgefährdeter" Patienten wählte *D. Schneider* vorwiegend die bequeme orale Anwendung; dabei zeigte sich, daß Dosen von 10 mg unwirksam waren, während bei 20—30 mg in der Mehrzahl der Fälle deutliche kreislauffördernde Wirkung erkennbar war.

Genaue Tabellen sind in dieser Arbeit nicht veröffentlicht. Dagegen werden einzelne Fälle durch Kurven näher beleuchtet. Die erste Kurve zeigt die Wirkung von 10 mg i. v. nach „mittelschwerem Kollaps" in Lumbalanästhesie. *D. Schneider* vergleicht die Wirkung mit einem adrenalinähnlichen Präparat, wo ebenfalls in mittelschwerem Kollaps in Lumbalanästhesie 0,09 Sympatol i. v. gegeben werden; hier ist die Frequenzsteigerung größer, die Wirkung auf den Blutdruck kurzdauernder.

Ferner konnte er einen schwersten Kollaps bei einer Hirntumoroperation durch 10 mg H 75 i. v. sofort beheben. Zum Schluß schreibt *D. Schneider,* daß erst weitere Untersuchungen ergeben können, ob nicht bei genauer Definition verschiedenartiger Kollapszustände in einem Teil der Fälle stärker tonisierende Mittel dem Veritol vorzuziehen sind.

Ungefähr zu gleicher Zeit berichtete *Robbers* über Veritol, der es bei Kranken verwandte, die an Infektionen litten und deren Blutdruckwerte unter die Norm sanken.

Unangenehme Nebenwirkungen sah *Robbers* übereinstimmend mit *Rein* und *D. Schneider* nie. 15 mg i. v. ergaben starke Blutdrucksteigerungen, die über normale Werte hinausgingen. Die Pulsfrequenz überstieg nicht eine Steigerung von 15% während der Wirkung von Veritol.

Tabellen werden ebenfalls in dieser Arbeit nicht gebracht. Durch Kurven wird die Wirkungsweise des Veritols näher erläutert. Bei vereinzelten Fällen wurde Veritol trotz Steigerung der Dosen ohne Erfolg injiziert. Das EKG. ergab dann, daß die Blutdrucksenkung kardialen Ursprungs war; in anderen Fällen war dann nicht nur das Veritol wirkungslos, sondern auch die übrigen Kreislaufmittel.

Somit konnten bis dahin die tierexperimentellen Arbeiten *Reins* von einem Chirurgen und einem Internisten nach eigener Prüfung am Menschen im wesentlichen bestätigt werden. Es erscheint lediglich so, als ob beim gesunden Menschen die von *Rein* am Tier beobachteten Selbststeuerungsreflexe nicht so prompt wirksam werden.

Nach einiger Zeit finden *Grosse-Brockhoff* und *Kaldenberg* in Übereinstimmung mit *D. Schneider* und *Robbers* bei Normalen stets Blutdruckerhöhung; es kommt jedoch bei ihnen in jedem Fall zu einer Senkung der

Pulsfrequenz. Dagegen beobachteten sie unter pathologischen Verhältnissen oft eine Pulsbeschleunigung. Im schweren Kollaps wird fast ausnahmslos günstige Wirkung erzielt.

In einer etwas später erschienenen Arbeit berichtet *Dieckhoff*, daß Veritol die zirkulierende Blutmenge vorübergehend wieder heraufsetze.

Über seine tierexperimentellen Studien schreibt *Zipf*, daß er an isolierten Gefäßen eine konstriktorische Wirkung des Veritols verzeichnen müsse. Bei schwerem sekundären Histamin- und Peptonshock sei Veritol unwirksam. Bei wiederholten Injektionen gleicher Veritolgaben sei die Wirkung praktisch dieselbe.

Mügge findet ein Unverändertbleiben der Herzfrequenz. An der Blutdrucksteigerung durch H 75 sei neben der Konstriktion des peripheren Gefäßgebietes auch eine Verbesserung der Herzleistung beteiligt.

Bei gesunden Menschen finden *F. Meyer* und *Spiegelhoff* stets eine Blutdrucksteigerung und meist Verlangsamung der Herzschlagzahl. Die Verfasser erklären dies durch den Vaguseffekt. Ebenfalls suchen sie die Ursache der Blutdrucksteigerung zum Teil in Erhöhung des peripheren Widerstandes.

H. Schneider und *H. Kopp* fanden bei gesunden Menschen ebenfalls regelmäßig Erhöhung des Blutdruckes mit unterschiedlichem Verhalten der Pulszahl. Im schweren Shock, auch bei i. v.-Gabe, war Veritol unwirksam.

Ferner sei die Arbeit von *Dreyer* erwähnt, der mit Veritol zur Behebung postoperativer Kreislaufschwächen gute Erfolge gehabt hat.

Ende 1937 erschien von *W. Klostermeyer* und *B. Jonsson* eine größere Arbeit über ihre am klinischen Material erhobenen Befunde. Die blutdrucksteigernde Wirkung des Veritols auch bei sehr herabgesetztem Blutdruck wird von ihnen bestätigt. Durch Veritol konnte vor allem bei starken Blutsenkungen in Lumbalanästhesie der Blutdruck häufig wieder zur Norm gebracht werden. Bei diesen erheblichen Blutdrucksteigerungen, die weit über das physiologische Maß hinausgehen, glauben die Verfasser, daß hierbei periphere Widerstandserhöhungen mitbedingt sind.

Im Gegensatz zu *D. Schneider* und anderen Untersuchern fanden sie sogar bei gesunden Menschen auch bei therapeutischen Dosen (10 mg i. v. und 30 mg i. v.) erhebliche EKG.-Veränderungen, die sich hauptsächlich in Reizleitungsstörungen äußerten. Sie erklärten dies entweder durch den enorm gesteigerten Blutdruck oder durch toxische Wirkung auf das Herz. Auf Grund dieser Ergebnisse raten beide Autoren, mit der Anwendung der Veritols außerordentlich zurückhaltend zu sein.

Da man nun glauben könnte, daß diese in der Literatur beschriebenen deutlichen Herzstörungen nur nach hoher Dosierung von Veritol auftreten, berichtet *W. Parade* — offenbar angeregt durch die Untersuchungsergebnisse der obenerwähnten Autoren —, daß er auch nach 0,004 g Veritol i. v. in einer Anzahl von Fällen ähnliche Rhythmusstörungen erlebt habe. Die Dauer und Schwere derselben sei jedoch nicht so erheblich gewesen wie nach 0,01 g Veritol i. v., wo es in einem großen Prozentsatz zu Reizbildungs- und Reizleitungsstörungen kam. Er will sogar oft unangenehme Herzsensationen, starken Kopfdruck und Kopfschmerzen beobachtet haben.

In Übereinstimmung mit anderen Autoren beobachtete *Parade* ferner in vielen Fällen eine deutliche Abnahme der Herzfrequenz. Er glaubt, daß diese Bradykardie vagalen Ursprungs und als eine Reaktion des parasympathischen Systems auf den Blutdruckanstieg aufzufassen sei.

Ob der hochgradige Blutdruckanstieg nach optimalen Veritoldosen nur eine Folge der Entspeicherung des Depotblutes ist, kann der Verfasser nicht mit Bestimmtheit sagen. Inwieweit beim Menschen eine periphere, arterielle Drosselung daran mitbeteiligt ist, müßte erst noch durch weitere Untersuchungen entschieden werden. Nach Ansicht von *Parade* ist bei typischem Kreislaufkollaps das Veritol unbedingt am Platze. Da jedoch bei Erkrankungen, die mit Kreislaufkollaps einhergehen, häufig das Herz mitgeschädigt ist, muß in der Anwendung des Veritols bei darniederliegenden Patienten außerordentlich vorsichtig vorgegangen werden.

Überprüft man diesen kurzen Überblick der bisher erschienenen Literatur über Veritol, so erkennt man, daß die Untersuchungsergebnisse nicht alle miteinander übereinstimmen.

Anknüpfend an diese Veröffentlichungen haben wir über $^{1}/_{2}$ Jahr lang täglich Versuche mit Veritol an Patienten der Chirurgischen Universitätsklinik Freiburg angestellt. Über die hierbei gesammelten Erfahrungen soll im folgenden berichtet werden.

Will man ein Mittel prüfen, dessen Angriffspunkte im Kreislauf liegen, müßte man sämtliche ihn beeinflussende Faktoren beobachten. Dies ist aber eine Forderung, die in einem großen klinischen Betrieb nur sehr schwer durchgeführt werden kann. Es bleibt daher für Reihenuntersuchungen in der Klinik die Beobachtung von Blutdruck und Puls als ein leicht bestimmbares Zeichen für alle am Kreislauf einsetzenden Störungen unter Berücksichtigung des übrigen Körperzustandes. Im einzelnen Fall wird der Arzt am Krankenbett bei bedrohlichen Kreislaufzuständen niemals seine therapeutischen Maßnahmen von zeitraubenden komplizierten Messungen abhängig machen können. Die Beurteilung der Herz- und Widerstandskraft des Organismus ist auch heute noch kein reines Rechenexempel. Meist werden die klinischen Untersuchungsmethoden des Herzens, von Puls und Blutdruck im Zusammenhang mit Vorgeschichte und Gesamtbefund ein ausreichendes Bild von der wirklichen Störung geben können. Hierzu kommt in besonderen Fällen die Bestimmung der Alkalireserve, des Rest-N und des kryoskopischen Befundes des Blutes, welche auch öfters bei unseren Untersuchungen ausgeführt worden ist. Die hier mitgeteilten Untersuchungen beschränken sich im wesentlichen auf das Verhalten des Blutdruckes und der Pulszahl.

Untersuchungen über die Wirkung des Veritols bei gesunden Menschen.
Ehe daran gegangen wurde, das Veritol chirurgisch Erkrankten zu verabfolgen, erhielten 30 gesunde Menschen unterschiedliche Mengen von Veritol. Dabei wurde in regelmäßigen Abständen Puls und Blutdruck gemessen und auf das Allgemeinbefinden geachtet. Bei sämtlichen Messungen benutzten wir stets denselben Blutdruckapparat nach *Recklinghausen.*

Mit zwei Ausnahmen wurden Personen im Alter zwischen 17 und 23 Jahren untersucht, bei welchen kein Anhaltspunkt für irgendeine Erkrankung oder Störung des Kreislaufs bestand. Über die Ergebnisse gibt die Tabelle 1 Aufschluß.

Im einzelnen wurde 15 Personen 0,02 g Veritol i. m. gegeben. Es kam stets zu einer erheblichen Blutdrucksteigerung, die sich zwischen 22 mm Hg und 47 mm Hg bewegte. Der Anstieg der Diastole war weit geringer, in einigen Fällen war ein Absinken zu verzeichnen, jedoch stets erfolgte eine Vergrößerung der Blutdruckamplitude.

In 2 Fällen (Fall 5 und 47) blieb die Pulszahl praktisch unverändert. Bei allen anderen Versuchen trat stets eine deutliche Pulsverlangsamung auf. Eine Durchsicht der Literatur ergibt, daß diese von uns gefundenen Ergebnisse mit den Untersuchungen von *D. Schneider, Robbers, H. Schneider* und *H. Kopp, W. Klostermayer* und *B. Jonsson, F. Dreyer, Grosse-Brockhoff* und *Kaldenberg, F. Meyer* und *W. Spiegelhoff* und *G. Parade* übereinstimmen. Alle heben hervor, daß sie ein unterschiedliches Verhalten der Pulszahl fanden, wobei sie vielfach Pulssenkung beobachteten. Die meisten Autoren geben jedoch nicht weiter an, in welchem allgemeinen Gesundheitszustand sich die von ihnen Untersuchten befanden.

Bemerkenswert an unseren Ergebnissen ist, daß gerade alle diese Personen, bei denen eine deutliche Pulsverlangsamung zu verzeichnen war, sportlich trainierte, körperlich voll leistungsfähige, gesunde Menschen waren. Dagegen waren diejenigen, bei denen es zu einer Erhöhung der Pulszahl kam, Personen, die lange keinen Sport getrieben und auch sonst keine körperliche Ausarbeitung hatten.

Von dieser Versuchsreihe klagten drei über Kopfschmerzen, bei einem jungen Mann traten Pulsirregularitäten auf, und bei Fall 40 wurde einige Zeit nach der Injektion am Hals und vor allem auch am Unterkieferwinkel ein fleckförmiger, in größeren Herden verstreuter, roter, scharf begrenzter Ausschlag bemerkt, der nur sehr langsam wieder verschwand.

Sieben weiteren organgesunden Versuchspersonen wurden 0,03 g Veritol i. m. verabfolgt. Auch hier kam es zu einem weiteren deutlichen Ansteigen des Blutdruckes. In 6 Fällen führte es zu einer

Tabelle 1. Die Wirkung des Veritols bei gesunden Menschen.

Nr.	Alter	Geschlecht	In Ruhe Blutdruck R.R.	Puls	Unter Veritol Blutdruck R.R.	Puls	Zeitdauer bis Max.	Gesamtdauer	Verhalten der Pulszahl	Veritol in g	Besonderheiten
5	23	♂	124/81	58	146/93	62	26	66	4 +	0,02	—
6	17	♀	122/81	82	145/68	72	18	78	10 —	0,02	—
8	16	♂	100/60	70	136/55	62	17	69	8 —	0,02	—
12	18	♂	124/83	80	166/72	64	18	57	16 —	0,02	Herzklopfen
14	23	♂	127/63	62	148/66	50	24	49	12 —	0,02	Herzklopfen
20	30	♂	120/70	84	140/81	74	23	59	10 —	0,02	—
37	19	♂	102/65	68	125/40	64	17	53	4 —	0,02	Herzklopfen
40	23	♂	115/75	78	148/83	68	26	72	10 —	0,02	Auftreten eines fleckförmigen Ausschlages in der Hals- und Kieferwinkelgegend
47	18	♂	115/50	66	135/48	68	18	41	2 +	0,02	—
55	18	♂	124/60	68	164/43	64	24	80	4 —	0,02	—
59	20	♂	115/70	64	145/55	58	15	46	6 —	0,02	—
60	17	♂	130/60	96	143/70	80	14	56	16 —	0,02	—
68	19	♂	112/50	68	134/56	60	25	67	8 —	0,02	—
82	17	♀	100/67	74	135/75	56	20	54	18 —	0,02	—
85	19	♂	103/50	60	150/66	52	16	63	8 —	0,02	Herzklopfen
107	23	♂	110/60	64	136/47	52	14	57	12 —	0,02	—
13	18	♂	109/44	84	156/54	66	19	51	18 —	0,03	Herzklopfen
16	18	♂	130/73	60	170/70	70	19	60	10 +	0,03	—
17	18	♂	104/63	74	151/76	60	17	58	14 —	0,03	Herzklopfen
22	18	♂	110/55	68	132/40	62	23	50	6 —	0,03	—
101	18	♂	115/55	74	173/50	60	22	66	14 —	0,03	Herzklopfen
43	17	♂	122/50	78	204/97	56	15	80	22 —	0,03	Übelkeitsgefühle, sehr starke Kopfschmerzen, heftige Druckgefühle an den Schläfen und im Nacken
58	17	♂	115/35	74	191/68	60	21	67	14 —	0,03	Starkes Herzklopfen, Druckgefühl im Kopf
19	17	♂	117/74	78	170/60	50	20	62	28 —	0,04	Herzklopfen
21	17	♂	112/55	86	167/80	62	14	57	24 —	0,04	Herzklopfen, Extrasystolen
28	41	♂	115/85	60	230/100	49	21	112	11 —	0,04	Herzklopfen, Druckgefühl im Kopf
29	18	♂	115/40	90	152/60	62	23	65	28 —	0,04	Herzklopfen
38	18	♂	105/55	54	192/80	60	14	75	6 +	0,04	Herzklopfen, puls. irreg.
45	52	♂	131/80	60	246/111	64	23	125	4 +	0,04	Herzklopfen, Nackenschmerzen, Auftreten eines fleckförmigen Ausschlages in Hals- und Kieferwinkelgegend
23	19	♂	107/65	68	141/45	60	18	58	8 +	0,04	Herzklopfen

Frequenzverlangsamung, eine Frequenzsteigerung trat lediglich bei Fall 16 ein. Drei von ihnen klagten über Herzklopfen, ein anderer bekam hierzu äußerst heftige Kopfschmerzen, starkes Druckgefühl an den Schläfen, im Nacken und Übelkeitsgefühle im Magen. Ferner äußerte eine Versuchsperson, daß neben Herzklopfen und starkem Druck im Kopf ein Gefühl des Zuengwerdens des Kragens aufgetreten sei, außerdem spürte sie während des Versuches jeden Pulsschlag im Auge.

Schließlich erhielten 7 Versuchspersonen 0,04 g Veritol i. m. Auch hier jedesmal entsprechend der Dosis starkes Ansteigen des Blutdruckes. In einem Teil der Fälle kam es zu Frequenzsteigerung. Nebenerscheinungen äußerten hier alle Personen, deren weitere Symptome aus der Tabelle ersehen werden können.

Zuletzt wurde noch die Frage geprüft, in welcher Weise der Kreislauf gesunder Menschen auf geringe Dosen Veritol anspricht. 3 normalen Personen wurden 0,01 g Veritol i. m. injiziert. Tabelle 2 gibt hierüber Aufschluß. Wir sehen, daß in allen Fällen keine nennenswerte Blutdrucksteigerung erfolgte, die einzige Veränderung war eine ganz geringe, kurz andauernde Pulsverlangsamung.

Vergleichsweise wurde einem 17jährigen schwächlichen Jungen, der seit 14 Wochen wegen fortschreitender Osteomyelitis des rechten Beckenkammes in der Klinik lag, 0,01 g Veritol i. m. gegeben (Fall 73). Am Blutdruck änderte sich nichts, doch stieg die Pulsfrequenz inerhalb 9 Min. von 134 auf 148 pro Minute an, um nach 31 Min. wieder den Ausgangswert erreicht zu haben. Einem 66jährigen Mann, der wegen Prostatahypertrophie in der Klinik lag (Kryoskopie im Blut d = 0,57; Alkalireserve im Blut 57,5; Rest-N im Blut 28,48 mg-%) und der 14 Tage lang vor unserem Versuch täglich Digalentropfen erhielt, wurden ebenfalls 0,01 g Veritol i. m. gegeben (s. Tabelle 2, Fall 124). Hier stieg der Blutdruck von 133/73 mm Hg auf 147/86 mm Hg innerhalb 10 Min. und der Puls von 74 auf 92 pro Minute an. Nach 34 Min. war wieder der Ausgangswert erreicht.

Zur Frage der Nebenwirkungen konnten wir ähnlich wie *G. Parade, H. Schneider* und *H. Kopp, Klostermeyer* und *Jonsson, Grosse-Brockhoff* und *Kaldenberg* und *Aschenbrenner* und *Codas-Thompson* mehrfach unangenehme Nebenerscheinungen beobachten, die um so stärker auftraten, je höher wir die Dosierung wählten. Darüber hinaus hinterließen die oben beschriebenen und in der Tabelle verzeichneten Nebenerscheinungen — soviel uns erkenntlich — keine bleibenden Schädigungen, und wir wissen auch nicht, wie *W. Klostermeyer* und *B. Jonssen* vermuten, ob es sich dabei um eine toxische Wirkung auf das Herz gehandelt hat. Wir konnten feststellen, daß die Herzbeschwerden am schnellsten wieder abklangen, die anderen Erscheinungen waren manchmal nach Absinken des Blutdruckes noch nicht gänzlich verschwunden, aber bleibende Veränderungen wurden niemals beobachtet.

Zusammenfassend läßt sich sagen, daß wir mit Dosen von 0,01 g Veritol i. m. beim gesunden Menschen keine blutdrucksteigernde Wirkung erzielen konnten, dagegen verursachten 0,02 g Veritol i. m. stets erhebliche Blutdrucksteigerungen, und 0,03—0,04 g ergeben sehr erstaunliche Blutdruckhöhen. Ein deutlicher Anstieg war stets 3—4 Min. post injectionem zu bemerken. Das Maximum wurde durchschnittlich nach 18—20 Min. erreicht, die Wirkung war bei 0,02 g nach 60—70 Min. und bei 0,03—0,04 g nach 70—90 Min. wieder abgeklungen. Neben dem Blutdruckanstieg kam es stets zu Pulsverlangsamung. Nur bei den hohen Dosen von 0,04 g kam es in einem Teil der Fälle zu einer Frequenzzunahme.

Aus dieser Versuchsreihe erkennen wir, daß offenbar beim Menschen die Selbststeuerung des Blutdruckes ausbleibt, die *Rein* regelmäßig in seinen Tierexperimenten beobachtete. Dieses von uns gefundene Ergebnis deckt sich vollkommen mit den Untersuchungen der obengenannten Autoren.

Tabelle 2. **Die Wirkung von niedrigen Dosen Veritol bei gesunden Menschen und chirurgisch Erkrankten.**

Nr.	Alter	Geschlecht	In Ruhe		Unter Veritol		Zeitdauer bis Max.	Gesamtdauer	Verhalten der Pulszahl	Veritol in g
			Blutdruck R.R.	Pulszahl	Blutdruck R.R.	Pulszahl				
84	19	♂	105/56	82	107/62	74	6	13	8 —	0,01
86	18	♂	116/80	56	120/80	54	5	14	2 —	0,01
100	18	♂	100/61	70	105/66	66	4	14	4 —	0,01
73	17	♂	120/56	134	121/57	148	9	31	14 +	0,01
124	66	♂	137/76	76	147/86	92	10	30	16 +	0,01

Die Wirkung des Veritols bei chirurgisch Erkrankten in Lumbalanästhesie.

Im folgenden wurde die Wirkung des Veritols in Lumbalanästhesie beobachtet. Bekanntlich kommt es in der Rückenmarksbetäubung fast regelmäßig zu einer Blutdrucksenkung. Dieser Abfall wird auf eine teilweise Lähmung von Vasomotorenzentren im Gebiet des Rückenmarkes zurückgeführt. Bei den hier beschriebenen Fällen wurde für die Lumbalanästhesie ausschließlich 1 ccm der 5%igen Tropacocainlösung verwendet.

Bei diesen Untersuchungen wurde folgendermaßen vorgegangen. Die betreffenden Kranken erhielten am Tag vor der Operation Veritol. Am anderen Tag sofort nach der Operation wurde ihnen wieder Veritol verabfolgt. Tabelle 3 bringt die Ergebnisse.

Fall 79 zeigt die nach einer Operationsdauer von 15 Min. eingetretene Blutdrucksenkung, die durch Veritol gleich behoben wurde und sogar für einige Zeit eine recht unphysiologisch hohe Steigerung erfuhr.

Fall 94 zeigt das ähnliche Bild, nur ist hier bemerkenswert, daß nach der Operation im Vergleich zum Vortag, wo anstatt 0,03 nur 0,02 g gegeben wurden, es

Tabelle 3. Die Wirkung des Veritols

Nr.	Fall	Alter	Geschlecht	In Ruhe	
				Blutdruck R.R.	Pulszahl
79a	Prostatektomie	63	♂	145/57	94
79b	15 Min. p. Op.			102/44	102
94a	Prostatektomie	64	♂	125/56	90
94b	22 Min. p. Op.			100/48	66
57a	Oberschenkelamputation links	62	♂	111/30	114
57b	18 Min. p. Op.			93/56	106
95	Prostatektomie 20 Min. p. Op.	70	♂	115/70	90
21a	Freier Körper im Kniegelenk rechts	23	♂	127/63	62
21b	16 Min. p. Op.			126/81	60
40a	Meniscus im Kniegelenk links	41	♂	115/85	60
40b	11 Min. p. Op.			115/70	52
44a	Meniscus im Kniegelenk rechts	38	♂	125/60	70
44b	15 Min. p. Op.			113/60	94
57a	Habituelle Patellarluxation links	15	♂	150/60	104
57b	Keilförmige Osteotomie 20 Min. p. Op.			125/67	72
60a	Prostatahypertrophie	81	♂	145/60	98
60b	Nach Elektrokoagulation			120/48	92
16a	Osteomyelitis Oberschenkel links	46	♂	145/97	64
16b	Oberschenkelamputation 9 Min. p. Op.			80/65	60
38a	Exostose am Oberschenkel links	26	♂	100/67	72
38b	11 Min. p. Op.			125/50	82
26a	Blasencarcinom am Blasendach	57	♂	141/80	98
26b	15 Min. nach Beginn der Operation Äther (90 ccm) 9 Min. p. Op.			105/75	120
68a	Schlottergelenk rechts	25	♀	136/75	90
68b	16 Min. nach Beginn der Operation Äther (70 ccm) 6 Min. p. Op.			125/90	94
134a	Rectumcarcinom	32	♀	110/60	108
134b	14 Min. nach Beginn der Operation Äther (65 ccm) 12 Min. p. Op.			125/80	128
124a	Prostatahypertrophie	66	♂	137/76	76
124b	38 Min. nach Abklingen der 1. Injektion			140/84	74
124c	Prostatektomie 14 Min. p. Op.			117/79	62
124d	9 Min. nach Abklingen der 1. Injektion			113/73	82
61a	Prostatahypertrophie	66	♂	156/71	106
61b	Nach Elektrokoagulation			108/60	86

Wirkung von Veritol.

bei chirurgisch Erkrankten in Lumbalanästhesie.

Unter Veritol		Zeit-dauer bis Max.	Gesamt-dauer	Verhalten der Pulszahl	Veritol in g	
Blutdruck R.R.	Puls-zahl					
184/62	110	12	63	16 +	0,02	
202/85	136	42	bleibt auf 150/60	34 +	0,02	
167/71	112	13	95	22 +	0,03	
184/82	102	20	bleibt auf 130/61	36 +	0,02	
154/55	148	14	61	34 +	0,02	Herzklopfen, Druck-gefühl im Kopf
144/62	128	13	bleibt auf 111/60	22 +	0,03	Herzklopfen, Kopf-schmerzen
205/110	108	15	75	18 +	0,02	
143/66	50	26	49	8 −	0,02	Herzklopfen
205/112	74	16	64	14 +	0,02	Herzklopfen
230/105	44	20	110	16 −	0,04	Herzklopfen, Druck-gefühl im Kopf
195/85	54	25	85	2 +	0,04	
163/80	62	37	96	8 −	0,04	
170/50	86	24	75	8 −	0,04	
160/66	82	5	17	22 −	0,02	
154/70	84	20	bleibt auf 145/65	12 +	0,02	
174/68	124	14	bleibt auf 150/75	32 +	0,02	
156/80	70	23	45	6 +	0,02	
132/91	70	27	bleibt auf 134/74	10 +	0,03	puls. irreg.
146/85	64	23	125	8 −	0,04	Herzklopfen, Kopf-schmerzen
160/40	96	19	nach 67 M. auf 130/60	14 +	0,04	Herzklopfen, Erbre-chen
157/86	110	11	41	12 +	0,02	
132/85	146	10	geht auf 114/80 5 ccm Kapf.	26 +	0,04	
173/84	70	23	64	20 −	0,02	
140/80	104	17	43	10 +	0,02	
140/80	120	10	35	10 +	0,03	
135/75	164	9	20	36 +	0,03	
147/86	92	10	30	16 +	0,01	
166/80	78	14	70	4 +	0,02	
171/98	86	18	78	24 +	0,02	puls. irreg.
102/75	90	—	—	—	0,02	puls. irreg.
75/60	—	—	—	—	0,02	

trotzdem zu einem höheren Blutdruckanstieg kam. Wir stellen fest, daß hier nach einer in Lumbalanästhesie ausgeführten Operation eine geringere Dosis Veritol einen höheren Blutdruckanstieg verursachte als die am Tage vor der Operation gegebene größere Dosis.

Fall 57 ein 62jähriger Patient mit Phlegmone des linken Beines. Vor der Operation gutes Ansprechen auf Veritol, neben starker Blutdruckzunahme erhebliche Frequenzerhöhung. Da der Kranke nach Beendigung der Operation sehr blaß aussah, es zu starkem kalten Schweißausbruch kam, der Puls sich dünn und jagend anfühlte und der Blutdruck absank, gaben wir ihm 0,03 g Veritol i. m. Der Patient erholte sich. Nach vorübergehendem Ansteigen des Blutdruckes auf 144/62 blieb er auf 111/60.

Bei *Fall 95*, einem 70jährigen Patienten, wurde nach der Operation mit 0,02 g Veritol ein ungewöhnlich hohes Ansteigen des Blutdruckes erzielt. Es ist dies ein Symptom, das wir vornehmlich nach Operationen fanden, die in Lumbalanästhesie durchgeführt wurden.

In *Fall 21* war nach einer Operationsdauer von 45 Min. kein Blutdruckabfall zu verzeichnen, jedoch sprach der Patient auf die gleiche Dosis Veritol, die ihm am Vortag der Operation gegeben wurde, bedeutend besser an. Bei diesem 23jährigen sonst organgesunden jungen Soldaten kam es bei dem ersten Versuch (Fall 21 a) zu einer Frequenzverlangsamung, nach der Operation trat jedoch leichte Pulsbeschleunigung auf. Ebenfalls war in *Fall 40a* nach einer Operationsdauer von 50 Min. derselbe Blutdruck wie vor der Operation zu verzeichnen. Jedoch wurde bei der gleichen Dosis nicht dieselbe Blutdruckhöhe wie im ersten Versuch erreicht, die Pulszahl änderte sich kaum.

Auch im *Fall 44* erfolgte nach der Operation (Operationsdauer 50 Min.) mit geringem Blutdruckabfall ein erheblicherer Blutdruckanstieg als am Tag vorher. In diesem Fall trat bei beiden Versuchen eine Pulsverlangsamung ein.

Der 15jährige Bäckerlehrling (Fall 57) hatte 1934/35 eine Nierenentzündung durchgemacht. Der Status praesens zeigte eine kleinapfelgroße diffus verdickte Schilddrüse, Exophthalmus, auffallend große Unruhe und überaus rote Gesichtsfarbe. Die genaue Untersuchung ergab eine Thyreotoxikose. In der Klinik lag der Patient wegen habitueller Patellarluxation. Bei ihm kam es nach der Veritolinjektion nur zu einem geringen Blutdruckanstieg, jedoch zu einer beträchtlichen Frequenzsenkung. Nach der Operation (Operationsdauer 22 Min.) Blutdrucksenkung. Durch Veritol 0,02 g i. m. erheblicher Anstieg mit gleichzeitiger Pulsbeschleunigung.

Bei *Fall 60* sehen wir wieder nach Blutdrucksenkung in Lumbalanästhesie die gute Ansprechbarkeit auf Veritol, einhergehend mit beträchtlicher Frequenzerhöhung. Bei *Fall 16* gaben wir wegen erheblichem Absinken des Blutdruckes nach der Operation eine höhere Dosis als am Vortag, jedoch wurde hierdurch nicht der bei diesem Patienten im ersten Versuch festgestellte Blutdruckwert (im Maximum 147/97 mm Hg) erreicht.

Fall 38 erhielt am Tag vor der Operation 0,02 g Veritol i. m. Neben der Pulssenkung waren die Nebenerscheinungen beachtenswert. Während der Operation erhielt der Patient Coffein (1 ccm). Nach der Operation war eine Blutdruckerhöhung vorhanden, die durch Veritol (0,04 g i. m.) nicht mehr erheblich gesteigert werden konnte. Die Frequenzsteigerung war etwas stärker, auch traten wieder Nebenerscheinungen auf.

Die *Fälle 26, 68* und *134* sind insofern nicht unwichtig, weil hier während der Operation noch eine Äthernarkose zugesetzt werden mußte. Es kam dann nach der Operation durch Veritol nicht zu einem solch augenfälligen Blutdruckanstieg.

Bei *Fall 124* fällt wieder die gute Ansprechbarkeit nach der Operation auf, die größere Ausmaße erreicht, als bei dem in Ruhe durchgeführten Versuch. Da aber nach Abklingen der ersten Injektion der Blutdruck wieder unter die Norm absank und sich das Allgemeinbefinden des Patienten verschlechterte, wurde nochmals 0,02 g i. m. gegeben. Trotzdem kam es zu einem weiteren Absinken, das durch Campher und Cardiazol behoben wurde. Der Patient wurde später geheilt entlassen.

Ebenfalls kam es bei *Fall 61* nach Elektrokoagulation zu einem Absinken des Blutdruckes; 0,02 g Veritol i. m. konnten dem plötzlich schwer darniederliegenden Patienten keine Besserung bringen. Campher und Cardiazol änderten in kurzer Zeit diesen bedrohlichen Zustand. Im übrigen war der weitere Heilungsverlauf auch bei diesem Patienten glatt.

Es wurden 16 Fälle mitgeteilt, bei denen es nach störungsfrei verlaufener Operation in fast jedem Fall zu Blutdrucksenkungen kam. Kurze Zeit nach der Operation wurde Veritol gegeben, und alle mit zwei Ausnahmen sprachen darauf gut an, bei manchem stieg der Blutdruck noch über den am Vortag erreichten Maximalwert hinaus. In 15 Fällen kam es nach der Operation zu einer Pulsbeschleunigung, in einem Fall zu einer Pulssenkung. Ferner konnte in einem anderen Fall eine nochmalige Gabe von Veritol ein weiteres Absinken des Blutdruckes nicht verhindern, und in zwei weiteren Fällen (Fall 61; Fall 144 ist auf S. 299 näher beschrieben) wurde mit Veritol keine Wirkung erzielt.

Überblicken wir die Versuchsreihe bei der Rückenmarksanästhesie, so stellen wir fest, daß das Veritol die durch die Betäubung verursachte und durch Vasomotorenlähmung bedingte Blutdrucksenkung rasch und völlig beseitigt. Meist ist die Wirkung größer als vor der Betäubung. Dabei tritt fast immer eine erhebliche Steigerung der Pulszahl auf, die nur bei jugendlichen und kräftigen Menschen ausbleibt. Wurde aber der Lumbalanästhesie noch eine Äthernarkose hinzugefügt, so wurde die Wirkung dieses Kreislaufmittels abgeschwächt. Bei eingetretenem Kollaps in Rückenmarksbetäubung infolge eines operativen Eingriffs blieb die Wirkung des Veritols aus.

Wirkung des Veritols bei chirurgisch Erkrankten nach Operationen in Äthernarkose.

Daß durch die Äthernarkose nicht in jedem Fall Störungen des Kreislaufapparates eintreten müssen, sondern sogar bei organgesunden Menschen eine Kompensation des Kreislaufes an die veränderten Verhältnisse erfolgt, die in einer Vermehrung der zirkulierenden Blutmenge und Erhöhung des Minutenvolumens zum Ausdruck kommen, wurde zum erstenmal an chirurgischem Material durch die Untersuchung von *H. Schneider* und *H. Polano* aufgezeigt. Erst bei operationsgefährdeten Menschen kann das geschädigte Herz bei geringerem Angebot von rasch umlaufendem Blut die erforderliche Mehrleistung nicht mehr ausgleichen. Es kommt daher zu einer Verminderung der zirkulierenden Blutmenge, zum Absinken des Blutdruckes.

Von den sämtlichen von uns untersuchten Fällen ist es bei keinem zu einem nennenswerten Blutdruckabfall nach der Operation gekommen.

In Fall 9, 20, 42, 54, 69 und 91 sehen wir sogar die physiologische Blutdruckerhöhung. Alle Fälle haben gut auf Veritol angesprochen, und wie der Vergleich mit dem am Vortag in Ruhe durchgeführten Versuch zeigt, bewegte sich der Druckanstieg durchaus in den Grenzen, die auch vor der Operation erreicht wurden. Weitere Einzelheiten sind aus Tabelle 4 zu ersehen.

Tabelle 4. Die Wirkung des Veritols

Nr.	Fall	Alter	Geschlecht	In Ruhe	
				Blutdruck R.R.	Pulszahl
34a	Pylorusstenose, Ulcus duodeni	50	♂	112/65	82
34b	G.E. Billroth II 25 Min. p. Op.			110/70	98
77a	Cholecystektomie	39	♀	137/80	74
77b	16 Min. p. Op.			107/68	102
9a	Perilunäre Luxation der linken Hand. Fissur im Proc. styl. ulnare	29	♂	135/75	70
9b	8 Min. p. Op.			143/89	118
20a	Vas aberrans	30	♀	120/70	84
20b	11 Min. p. Op.			130/80	104
40a	Nierentuberkulose rechts	23	♂	115/75	78
40b	Nephrektomie 18 Min. p. Op.			110/65	88
91a	Tuberkulose des rechten Hodens, der Blase, der Prostata, Nierentuberkulose rechts	62	♂	120/65	—
91b	14 Min. p. Op.			130/75	—
67	Ulcus duodeni. Anlegung einer hinteren G.E. 12 Min. p. Op.	28	♂	115/65	68
25a	Cöcalfistel	49	♂	140/85	102
25b	Laparotomie, Lösen der Adhäsionen, 11 Min. p. Op.			122/85	102
42a	Nierentuberkulose rechts	29	♀	105/70	100
42b	Nephrektomie 14 Min. p. Op.			110/58	98
54a	Ulcus pepticum	33	♂	118/80	78
54b	Laparotomie 8 Min. p. Op.			126/45	124
51a	Adenocarcinom der Gallenblase	58	♀	135/80	—
51b	Probelaparotomie 10 Min. p. Op.			120/70	93
89a	Magencarcinom mit ausgedehnten Metastasen	52	♂	110/70	72
89b	Vordere G.E. und *Braun*sche Anastomose 40 Min. p. Op.			100/70	80
45a	Ulcus callosum ventriculi	52	♂	131/80	60
45b	Laparotomie 15 Min. p. Op.			127/80	84

Hier ist zuerst *Fall 34* angeführt. In Ruhe sprach der Patient gut auf Veritol an. Neben der Blutdruckerhöhung kam es zu einer Pulsbeschleunigung. Ferner klagte der Kranke wenige Minuten nach der Injektion über Herzklopfen, die nach 25 Min. wieder verschwanden. Am anderen Morgen nach einer Operationsdauer von 95 Min. war kein Absinken des Blutdruckes zu verzeichnen. Der Kranke sprach wieder gut auf Veritol an, nur kam es jetzt zu einer stärkeren Pulsfrequenzzunahme.

Fall 77 zeigte das gleiche Bild, nur verzeichneten wir bei der sonst gesunden Bäuerin bei Durchführung des Versuchs in Ruhe eine leichte Pulssenkung. Bei der im Anschluß an die Operation (Operationsdauer 50 Min.) durchgeführten Veritolinjektion wird die Blutdrucksenkung durch diesen Wirkstoff behoben, es kam aber jetzt zu einer Pulsbeschleunigung.

Fall 9. Auch hier dieselben Versuchsergebnisse; vor der Operation deutlich erkennbare Blutdruckerhöhung und Pulsverlangsamung. Nach der Operation

bei chirurgisch Erkrankten in Äthernarkose.

Unter Veritol		Zeitdauer bis Max.	Gesamtdauer	Verhalten der Pulszahl	Veritol in g
Blutdruck R.R.	Pulszahl				
145/69	90	13	59	8 +	0,02
140/75	130	20	bleibt auf 115/65	32 +	0,02
175/84	66	18	46	8 —	0,02
138/83	134	16	bleibt auf 135/75	2 +	0,02
155/74	64	25	53	6 —	0,02
166/92	142	15	—	24 +	0,02
140/81	74	22	59	10 —	0,02
147/90	126	19	35	22 +	0,02
148/83	68	26	72	10 —	0,02
132/75	110	11	—	22 +	0,02
150/80	—	15	45	—	0,02
150/85	—	10	30	—	0,02
146/60	74	23	76	6 +	0,02
145/80	110	6	23	8 +	0,02
144/85	122	15	—	20 +	0,04
167/97	84	16	78	16 —	0,03
130/70	132	22	—	37 +	0,03
184/86	54	27	92	24 +	0,03
146/42	138	17	—	14 +	0,03
144/80	116	21	71	23 +	0,03
120/75	92	25	50	20 +	0,04
120/80	112	5	15	32 +	0,02 i.v.
246/111	68	23	136	8 +	0,04
174/100	122	14	47	38 +	0,04

(Operationsdauer 31 Min.) leichte Blutdrucksteigerung, die durch Veritol weiter in die Höhe getrieben wurde und von Frequenzvermehrung begleitet war.

Fall 20, 40 und 91 zeigen in allen ihren Phasen das gleiche Bild.

Bei *Fall 67* war es nicht möglich, einen Versuch vor der Operation durchzuführen. Jedoch das Ergebnis der Veritolinjektion nach der Operation zeigte auch hier wieder gute Wirksamkeit dieses Präparates.

Fall 25 war ein Patient mit erheblich reduziertem Allgemeinzustand und Ernährungszustand, Grundumsatz +44%, Alkalireserve im Blut 59,0, Rest-N im Blut 18,20. Dieser Kranke ließ keine nennenswerte Wirkung bei dem in Ruhe durchgeführten Versuch erkennen. Nach der Operation wurde die doppelte Dosis Veritol genommen, auch jetzt blieb die Blutdruckerhöhung weit hinter dem steilen Anstieg zurück, den wir bei der Dosis von 0,04 g bei Gesunden und unserem Krankengut in Lumbalanästhesie zu sehen gewohnt waren. Es wurde gerade der Maximalwert des am Vortag ermittelten Blutdruckes erreicht, der Frequenzanstieg war erheblicher.

In *Fall 42* wurden im Vorversuch 0,03 g Veritol gegeben. Alkalireserve im Blut 53,6, Rest-N 24,92, kryoskopischer Befund im Blut d = — 0,575. Es kam zu einer beträchtlichen Blutdrucksteigerung mit Pulszahlsenkung. 8 Min. nach der Injektion klagte der Patient über Druckgefühl auf der Brust und über leichte Kopfschmerzen. 26 Min. später waren diese Beschwerden wieder abgeklungen. Nach der Operation erreichten wir mit der gleichen Dosis Veritol nur geringen Blutdruckanstieg mit erheblicher Zunahme der Pulsschlagzahl.

Fall 54. Die genaue Diagnose des Patienten lautete: Ulcus pepticum, G.-E.-Schlinge, Adhäsionen nach Gastroenteritis. Da bei dem Patienten Lunge und Herz ohne krankhaften Befund waren und er bis zu seiner Einlieferung in die Klinik den ganzen Tag viel körperliche Arbeit im Freien leistete, haben wir bei der Veritolinjektion in Ruhe Pulssenkung mit Blutdruckanstieg von 66 mm Hg des Ausgangswertes. Am folgenden Tag nach einer Operationsdauer von $2^3/_4$ Stunden fanden wir leichte Blutdruckerhöhung. 8 Min. nach der Operation wurde 0,03 g Veritol i. m. injiziert. Wir fanden nur geringes Ansteigen des systolischen Blutdruckes um 16 mm Hg. Er blieb also weit hinter dem Anstieg der am Vortag gegebenen gleichen Dosis zurück, und durch die starke Operationsbelastung kam es jetzt zu einer Frequenzsteigerung des Herzens.

Fall 51. Eine Patientin in erheblich reduziertem Allgemeinzustand und Ernährungszustand. Nach der Operation (Operationsdauer 40 Min.) kam es zu einer Blutdrucksenkung. 0,03 g Veritol i. m. erzielten Blutdrucksteigerung mit Frequenzerhöhung.

Fall 89a. Ebenfalls ein Patient in stark reduziertem Allgemeinzustand und Ernährungszustand, Alkalireserve im Blut 52,4, Rest-N im Blut 63,0, Blutsenkung 7/15. Nach 0,04 g Veritol i. m. stieg der Blutdruck kaum, die Zunahme der Pulsschlagzahl war erheblicher. 0,02 g Veritol i. v. nach der Operation bewirkten ein rasches, aber Minuten dauerndes Ansteigen des Blutdruckes und des Pulses. Nach 14 Min. war der Ausgangswert erreicht.

In *Fall 45* wurden vor und nach der Operation je 0,04 g Veritol i. m. gegeben, Alkalireserve im Blut 50,5, Rest-N im Blut 26,04. Vor der Operation ein außerordentlich starker Blutdruckanstieg mit geringer Frequenzzunahme. Dabei trat Pulsus irregularis auf. Der Patient klagte über Herzklopfen, starke Schmerzen im Kopf und im Nacken. Ferner trat am Hals und vor allem am Unterkieferwinkel ein fleckförmiger, in größeren Herden verstreuter, roter, scharf begrenzter Ausschlag auf, der erst am anderen Morgen wieder gänzlich verschwunden war. Die anderen Nebenerscheinungen waren nach 4 Stunden vollständig abgeklungen. Nach der Operation (Operationsdauer $1^3/_4$ Stunden) sprach der Blutdruck nicht in dem gleichen Maße an, wie vor der Operation. Die Pulsschlagzahl erfuhr eine starke Steigerung.

In 2 Fällen war Veritol ohne Wirkung. Bei beiden Patienten lag Operationsgefährdung vor. Der eine war ein 46jähriger Mann mit stark geschwächtem Allgemeinzustand und Ernährungszustand (Fall 69). Diagnose: Magen-Ca.; Rest-N im Blut 32,76 mg-%, Blutsenkung 14/24. Der am Tag vor der Operation durchgeführte Versuch ergab folgendes Bild:

In Ruhe		Unter Veritol		Zeitdauer bis Max.	Gesamt-dauer	Menge Veritol i.m. in g
Blutdruck	Puls	Blutdruck	Puls			
116/80	74	141/80	90	13	39	0,02

4 Min. nach der Injektion klagte der Patient über Herzklopfen, später über heftiges Druckgefühl an Schläfen und Hals. Diese Symptome klangen nur ganz allmählich wieder ab. Am folgenden Morgen fand eine Probelaparotomie in Äthernarkose statt, Operationsdauer 27 Min. 4 Min. vor Beginn der Hautnaht wurde der Patient plötzlich blaugrau, kalter, klebriger Schweiß stand auf seiner Stirn, die Atmung wurde ganz oberflächlich und die Atemzüge immer seltener, der Puls war nicht mehr fühlbar. Er erhielt sofort 0,03 g Veritol i. m. Nach $3^1/_2$ Min. sahen wir noch keine Wirkung. Da der Zustand immer beängstigender wurde, gaben wir deshalb 5,5 ccm Coramin i. m. Daraufhin erholte sich der Patient. Nach $2^1/_2$ Min. sahen wir schon sichtbare Zeichen der Wirkung, die Gesichtsfarbe kehrte zurück, die Operation konnte zu Ende geführt werden.

Ein Versuch 54 Stunden nach der Operation durchgeführt, ergab folgende Werte:

In Ruhe		Unter Veritol		Zeitdauer bis Max.	Gesamt-dauer	Menge Veritol i.m. in g
Blutdruck	Puls	Blutdruck	Puls			
120/91	114	131/90	132	12	28	0,02

6 Tage nach der Operation wurde 0,01 g Veritol i. v. gegeben:

In Ruhe		Unter Veritol		Zeitdauer bis Max.	Gesamt-dauer	Menge Veritol i.v. in g
Blutdruck	Puls	Blutdruck	Puls			
117/90	132	126/95	148	4	18	0,01

25 Min. nach Erreichung des Ausgangswertes dieses Versuches wurden 0,02 g Veritol i. m. injiziert:

In Ruhe		Unter Veritol		Zeitdauer bis Max.	Gesamt-dauer	Menge Veritol i.m. in g
Blutdruck	Puls	Blutdruck	Puls			
115/93	134	115/93	142	—	—	0,02

Am gleichen Tag wurde der Patient in sein 21 km von der Klinik entfernt liegendes Heimatdorf gebracht. Vor und während des Transportes erhielt er je 3,3 ccm Cardiazol i. m. Er überstand noch den Transport und kam aber 2 Tage später ad exitum.

Der zweite Patient, ein 57jähriger Mann in mäßigem Allgemeinzustand und Ernährungszustand (Fall 56). Diagnose: Lungentumor rechts. Herz: Grenzen regelrecht, systolisches Geräusch über der Spitze. Am Tag vor der Operation sprach der Patient folgendermaßen auf Veritol an:

In Ruhe		Unter Veritol		Zeitdauer bis Max.	Gesamt-dauer	Menge Veritol i.m. in g
Blutdruck	Puls	Blutdruck	Puls			
115/64	114	135/70	136	13	43	0,04

Am folgenden Morgen wurde die Operation in leichter O_2+Äthernarkose durchgeführt. Schon bald nach Beginn machte das rote schwitzende Aussehen des Patienten einer zunehmenden fahlen Blässe Platz. Der Puls war nicht mehr fühlbar. Genauer Blutdruckwert konnte nicht ermittelt werden, es wurden ihm sofort 0,04 g Veritol i. m. verabfolgt; aber die Besserung blieb aus. 5 ccm Coramin i. m. einige Minuten später injiziert, erzielten Besserung des Zustandes, so daß die Operation fortgesetzt werden konnte. Aber bei dem Versuch, den über zweifaustgroßen vom Mediastinum ausgehenden Tumor, der Unter- und Mittellappen umsparte, zu lösen, kam der Patient ad exitum.

Zusammenfassend läßt sich sagen, daß bei leistungsfähigem Organismus Veritol nach Operationen in Äthernarkose eine Blutdrucksteigerung bewirkt. Dabei kommt es stets zu einer Pulszahlsteigerung. Wirkungseintritt und Wirkungsdauer bewegen sich in denselben Grenzen, wie wir sie beim Gesunden fanden. In der Äthernarkose behält das Veritol seine blutdrucksteigernde Wirkung so lange, als es zu keinem Operationsshock kommt. Bei Menschen, die durch Krankheit belastet und geschwächt sind, ist die Blutdruckwirkung des Veritols deutlich geringer als sonst. In 2 Fällen, wo es in Äthernarkose zu einem schweren Kreislaufkollaps kam, blieb Veritol auch in hohen Dosen wirkungslos.

Die Wirkung des Veritols bei chirurgisch Erkrankten nach Operationen in intravenöser Narkose.

Unter den i. v. Narkotica wird seit über 1 Jahr an der Freiburger Chirurgischen Klinik das *Narkogen* verwendet. Eine ausführliche Arbeit über die Erfolge und Verträglichkeit mit genauer Angabe seiner Indikationsgebiete wird demnächst von *Killian* und *Schleinzer* erscheinen. Es braucht hier nur erwähnt zu werden, daß das Mittel ähnlich wie die Lumbalanästhesie eine Blutdrucksenkung als Begleiterscheinung hat. Alle i. v. Betäubungsmittel sind nicht steuerbar, deswegen wird ein gutes Kreislaufmittel hier immer benötigt werden. Im folgenden werden Fälle aus unseren Untersuchungsprotokollen beschrieben, bei denen vor und nach der Operation Veritol gegeben wurde. Näheren Aufschluß gibt Tabelle 5.

Fall 49 ist ein 42jähriger äußerst kräftiger Landwirt; der vor der Operation ausgeführte Versuch zeigte Pulssenkung und ausgesprochene Blutdruckerhöhung.

Um eine tiefe Narkose zu erlangen, mußte für die 56 Min. dauernde Operation 37 ccm Narkogen gegeben werden. Nach der Operation ergab die Messung eine Blutdrucksenkung mit geringer Pulsbeschleunigung. Durch Veritol wird der Blutdruck in die Höhe getrieben, erreichte jedoch nicht den am Vortag gefundenen Ausgangswert.

Fall 70 war ein etwas nervöser, sehr labiler Mensch, der seit 1 Jahr überhaupt keinen Sport mehr getrieben hatte. Der am Tag vor der Operation durchgeführte Versuch ergab Steigerung der Pulsschlagzahl sowie des Blutdruckes. Die Operationsdauer betrug 70 Min. Es wurden 19 ccm Narkogen verabfolgt. Die leichte Blutdrucksenkung nach der Operation wurde durch Veritol glatt behoben.

In *Fall 78* beobachteten wir bei dem am Vortag durchgeführten Versuch ähnliche Wirkung wie in den vorher besprochenen Fällen, nur blieb hier die Herzfrequenz

Wirkung von Veritol. 293

fast unverändert. Operationsdauer 21 Min., Narkogen 17 ccm. Die nach der Operation eingetretene Blutdrucksenkung wird durch Veritol restlos behoben, es kam zu etwas stärkerem Ansteigen der Pulsfrequenz.

Fall 65 ein trainierter Sportsmann und Radrennfahrer. Der am Vortag der Operation durchgeführte Versuch zeigte ähnliche Ergebnisse, wie oben beschrieben, nur kam es hier wieder zu einer Pulssenkung. Operationsdauer 45 Min., Narkogen 21 ccm. Nach der Operation leichte Blutdrucksenkung, die durch Veritol behoben wird.

Fall 62. Das von dieser Patientin angefertigte retrograde Pyelogramm zeigte ein aberrierendes Gefäß, welches den Ureter beim Ausgang aus dem Nierenbecken abschnürte. Alkalireserve im Blut 53,0, Rest-N im Blut 25,2, Blutsenkung 78/101, kryoskopischer Befund im Blut d = — 0,51. Am Tag vor der Operation ergab unser Versuch nur ein geringes Ansteigen des Blutdruckes mit einer ganz minimalen Veränderung der Pulszahl. Operationsdauer 27 Min., Narkogen 15 ccm. Anschließend kam es zu einer erheblichen Blutdrucksenkung, die durch Veritol behoben wurde. 7 Min. nach der Injektion war der Blutdruck um 17 mm Hg gestiegen, 22 Min. nach der Injektion hatte er seinen Höchststand erreicht. Während der Veritolwirkung war eine deutliche Frequenzzunahme zu beobachten.

Fall 81, ein kräftiger, junger sonst organgesunder Mensch. Dieser Fall zeigte die Wirkung von Veritol nach einer Operationsdauer von 65 Min., Narkogen 24 ccm. Blutdruckanstieg wie beim Normalen, leichte Frequenzzunahme.

Fall 66, das gleiche Bild. Operationsdauer 23 Min., Narkogen 9 ccm. Es kam zu leichtem Blutdruckabfall, der durch Veritol glatt behoben wurde.

Fall 63, ein Patient in gutem Allgemein- und Ernährungszustand. Der am Vortag der Operation ausgeführte Versuch ergab Blutdruckanstieg mit erheblichem Sinken der Pulsschlagzahl. Operationsdauer 37 Min., Narkogen 25 ccm. Nach der Operation Blutdruckabfall mit gleichgebliebener Pulsschlagzahl. Auf Veritol reagierte der Organismus, jedoch erreichte er nur den für diesen Patienten als normal gefundenen Ausgangsblutdruckwert, der bei dem am Tag vor der Operation durchgeführten Versuch gefunden wurde. In diesem Fall kam es auch jetzt zu einer Pulszahlsenkung.

Fall 74, eine Patientin in erheblich reduziertem Allgemein- und Ernährungszustand. Operationsdauer 25 Min., Narkogen 22 ccm. Im Anschluß an die Operation wurde starke Blutdrucksenkung mit erheblicher Pulsbeschleunigung festgestellt. Die Atmung blieb sehr oberflächlich. Nach Injektion von 0,03 g Veritol stieg der Blutdruck in 14 Min. auf 106/75 mm Hg. Da aber die schlechte gleichbleibende Atmung und die oft aussetzenden Atemzüge zu besorgniserregend waren, erhielt die Patientin noch Cardiazol und Coffein. Darauf sichtbare und hörbare Besserung der Atmung und des Allgemeinbefindens.

Bei *Fall 4* wurden vor der Operation zwei Versuche durchgeführt. Zwischen beiden Versuchen lag eine Zeitspanne von 11 Stunden. Bei dem ersten Versuch wurden 0,02 g Veritol i. m. gegeben. Kein erheblicher Blutdruckanstieg, geringe Zunahme der Herzfrequenz. Für den zweiten Versuch verabfolgten wir die doppelte Gabe Veritol. Blutdruck und Pulszahl stiegen stärker an. Während des Versuchs klagte der Patient über Übelkeitsgefühle im Magen und über Kopfschmerzen. Operationsdauer 45 Min., Narkogen 23 ccm. Nach der Operation geringer Blutdruckabfall, wird durch Veritol behoben, wobei Blutdruck- und Pulszunahme nicht die vorher in Ruhe ermittelten Normalwerte überschritt.

Fall 88 zeigte bei dem am Vortag der Operation ausgeführten Versuch eine sehr starke Blutdrucksteigerung mit geringer Pulsbeschleunigung. Nach der Operation leichte Blutdrucksenkung. Es wurde die gleiche Dosis Veritol wie am Vortag gegeben, jetzt blieb der Blutdruck erheblich hinter der am Vortag erreichten Höhe zurück. Doch stieg er noch weit über den bei diesem Patienten gefundenen normalen Blutdruckwert hinaus.

Tabelle 5. Die Wirkung des Veritols

Nr.	Fall	Alter	Geschlecht	In Ruhe Blutdruck R.R.	Pulszahl
49a	Hämorrhoiden	32	♂	142/84	68
49b	18 Min. p. Op.			110/71	76
70a	Querbruch Unterarm links, Oberschenkelschaftbruch rechts	25	♂	130/75	102
70b	Repositionsversuch 90 Min. p. Op.			105/56	104
78a	Hämorrhoiden	37	♀	137/70	84
78b	16 Min. p. Op.			92/47	90
65a	Hoden- und Nebenhodentuberkulose	32	♂	125/78	78
65b	12 Min. p. Op.			110/80	70
62a	Vas aberrans	51	♀	140/59	110
62b	12 Min. p. Op.			85/41	90
81	Ellenbogenfraktur links 18 Min. p. Op.	16	♂	125/86	104
66a	Hämorrhoiden	69	♀	125/60	72
66b	14 Min. p. Op.			108/62	66
83a	Eingeklemmter Meniscus im Kiefergelenk rechts	23	♀	110/67	92
63b	17 Min. p. Op.			95/72	92
74a	Rezidiv eines Mammacarcinoms	52	♀	135/70	68
74b	12 Min. p. Op.			76/69	120
4a	Oberschenkelsarkom am Tag vor der Operation			121/57	122
4b	Am Morgen vor der Operation	16	♂	121/69	104
4c	6 Min. p. Op.			100/76	110
88a	Lebertumor, Gallenblasencarcinom	64	♀	130/76	64
88b	Probelaparotomie			110/65	—
32a	Hämangiom der rechten Wange	33	♀	130/75	70
32b	Excision 15 Min. p. Op.			133/105	86
7a	Nierentuberkulose rechts am Tag vor der Operation	38	♀	106/81	130
7b	Am Morgen vor der Operation			110/91	124
7c	Nephrektomie 7 Min. p. Op.			85/75	104
35a	Vas aberrans	32	♂	150/67	90
35b	9 Min. p. Op.			105/70	72

Fall 32, Operationsdauer 35 Min., Narkogen 21 ccm. Nach der Operation kein Absinken des Blutdrucks. Veritol bewirkte Blutdruckanstieg und Pulsbeschleunigung.

Fall 7. Eine Patientin mit schwerer kavernöser Tuberkulose der Niere, die schon auf den Ureter übergriff. Vor der Operation wurden zwei Versuche mit Veritol durchgeführt, die zeitlich 14 Stunden auseinanderlagen. In beiden Fällen sprach die Patientin auf Veritol an. Operationsdauer 52 Min., Narkogen 24 ccm. Nach der Operation kollabierte die Patientin, 0,04 g Veritol waren wirkungslos. Es kam zu weiterem Verfall, der durch Coramin i. m. behoben werden konnte. Patientin wurde später geheilt entlassen.

Fall 35. Ein Patient in gutem Allgemein- und Ernährungszustand. Alkalireserve im Blut 57,4, Rest-N im Blut 24,6, kryoskopischer Befund im Blut d =

Wirkung von Veritol.

bei chirurgisch Erkrankten in Narkogennarkose.

Unter Veritol		Zeitdauer bis Max.	Gesamtdauer	Verhalten der Pulszahl	Veritol in g
Blutdruck R.R.	Pulszahl				
175/90	70	13	50	2 +	0,02
138/70	84	18	72	8 +	0,02
152/78	120	19	69	18 +	0,02
138/50	126	9	bleibt auf 128/60	22 +	0,02
180/73	80	15	59	4 —	0,02
153/75	98	21	bleibt auf 130/56	8 +	0,02
145/87	64	21	60	14 —	0,02
127/95	76	25	bleibt auf 122/75	6 +	0,02
150/60	106	9	14	4 —	0,02
129/63	104	22	—	14 +	0,02
155/80	112	16	—	8 +	0,02
—	—	—	—	—	—
136/80	80	19	bleibt auf 120/60	14 +	0,02
138/77	72	16	67	20 —	0,02
112/80	78	20	bleibt auf 105/65	14 —	0,02
106/78	132	14	—	12 +	0,03
136/60	130	8	36	8 +	0,02
150/79	122	22	—	18 +	0,04
120/85	126	30	—	16 +	0,04
235/95	80	17	90	16 +	0,04
175/90	—	15	bleibt auf 125/80	—	0,04
—	—	—	—	—	—
175/100	90	11	bleibt auf 130/85	4 +	0,04
128/83	134	17	57	4 +	0,02
126/89	136	20	64	12 +	0,02
85/76	112	—	—	8 +	0,03
220/105	60	18	57	30 —	0,04
105/70	78	—	—	6 +	0,04

— 0,57. Der am Tag vor der Operation durchgeführte Versuch ergab starke Blutdrucksteigerung und beträchtliche Pulssenkung. Der Patient sagte während des Versuches, daß er im behaarten Teil des Kopfes ein Gefühl des Rieselns habe. Ferner trat der schon in Fall 45 näher beschriebene fleckförmige Ausschlag im Bereich des Halses und Kieferwinkels auf. Am nächsten Tag war von diesem Ausschlag nichts mehr zu sehen. Operationsdauer 42 Min., Narkogen 21 ccm. Nach der Operation Blutdruckabfall, der durch Veritol nicht behoben werden konnte. Die Atmung setzte oft aus und wurde immer flacher, der Puls sehr unregelmäßig und schwer fühlbar, das Gesicht fahl blau. Coramin i. m. gegeben, besserte nach wenigen Minuten den Zustand. Die Atmung wurde wieder regelmäßig und vertieft, Lippen und Wangen röteten sich wieder. Später wurde der Patient geheilt entlassen.

In diesem Abschnitt wurde an 14 Fällen in i. v. Narkose die Wirkung des Veritols mitgeteilt. Zusammenfassend ist zu erkennen, daß mit Ausnahme von 2 Fällen stets eine deutliche blutdrucksteigernde Wirkung des Veritols zu verzeichnen war. Die Wirkung hielt sich bei gleichen Gaben, aber verschiedenen Patienten nicht in gleichen Grenzen. Eine gesetzmäßige und in jedem Fall, entsprechend der Dosis Veritol, gleichstarke Blutdruckerhöhung war nicht zu erkennen. Vor der Operation wurde wechselndes Verhalten der Pulsschlagzahl beobachtet, nach der Operation kam es mit Ausnahme von Fall 63 stets zu einer Erhöhung der Pulsschlagzahl. Im allgemeinen stieg der Blutdruck nach der Operation nicht so stark an wie bei dem Versuch, der vor der Operation durchgeführt

Tabelle 6. Wirkung des Veritol

Fall	Alter	Geschlecht	Diagnose	In Ruhe		Unter Veritol	
				Blutdruck R.R.	Pulszahl	Blutdruck R.R.	Pulszahl
1	67	♂	Prostatahypertrophie	125/75	98	143/85	112
3a	74	♂	Prostatacarcinom, Niereninsuffizienz	125/70	84	145/80	100
3b				110/75	—	155/85	—
3c				126/65	84	142/81	102
18	57	♂	Blasencarcinom am Blasendach	141/80	98	157/86	110
34	50	♂	Pylorusstenose, Ulcus duodeni	112/65	82	145/69	94
69	46	♂	Magencarcinom	116/80	82	141/80	92
72	59	♂	Lebertumor mit Nabelmetastasen	121/57	90	146/55	100
97	39	♀	Pyonephrose	115/75	128	135/80	156
91	22	♂	Nierentuberkulose	120/65	—	150/80	—
93	59	♂	Prostatacarcinom	125/65	80	150/70	84
79	63	♂	Prostatahypertrophie, Balkenblase	125/70	88	137/70	120
96	34	♀	Cystopyelitis bei doppelseitiger Hydronephrose	145/95	—	250/125	—
33	57	♂	Pleuraempyem	123/65	118	140/70	136
88a	64	♀	Gallenblasencarcinom, Lebertumor	130/75	80	235/95	106
88b				110/65	—	175/90	—
88c				100/70	—	125/85	—
92	58	♀	Rectumcarcinom	145/75	96	150/75	112
89	65	♀	Magencarcinom mit ausgedehnten Metastasen	110/70	72	120/75	92

wurde. Bei diesen Ergebnissen sind die Krankheit des Patienten, sein Allgemeinzustand sowie die Narkogenmenge und Operationsdauer zu berücksichtigen.

Die Wirkung des Veritols bei chirurgisch Erkrankten.

Nachdem wir im ersten Abschnitt unserer Untersuchungen die Wirkung des Veritols beim gesunden Menschen mitgeteilt hatten, lag es nahe, seine Wirkungsweise nun beim chirurgisch erkrankten Menschen zu untersuchen.

Die Veröffentlichungen von *H. Schneider* und *H. Kopp* zeigten auf, daß chirurgische Erkrankungen schon an sich durch ihre Auswirkung

bei chirurgischen Erkrankungen.

Zeitdauer bis Max.	Gesamtdauer	Verhalten der Pulsschlagzahl	Veritol in g	Operationsgefährdung
21	60	14 +	0,02	Rest-N: 72,8; Alkalireserve: 48,1; Kryoskopischer Befund: d = — 0,62
12	50	16 +	0,02	Rest-N: 44,8; Alkalireserve: 54,5; Kryoskopischer Befund: d = — 0,575
20	95	—	0,04	
14	48	18 +	0,02	
11	31	12 +	0,02	Rest-N: 39,2; Alkalireserve: 55,5; Kryoskopischer Befund: d = — 0,58
14	46	12 +	0,02	Rest-N: 27,44; Alkalireserve: 52,4; Struma, Mitralstenose
13	39	10 +	0,02	Rest-N: 32,76 mg-%; Blutsenkung: 14/24
20	41	10 +	0,02	Rest-N: 36,4; Alkalireserve: 51,8; Blutsenkung: 103/128
10	65	28 +	0,02	Rest-N: 65,8 mg-%; Kryoskopischer Befund: d = — 0,575
15	45	—	0,02	Rest-N: 26,6; Alkalireserve: 57,8; Kryoskopischer Befund: d = — 0,565
25	45	4 +	0,02	Rest-N: 40,32; Alkalireserve: 57,2; Kryoskopischer Befund: d = — 0,58
14	34	32 +	0,02	Rest-N: 36,68 mg-%; Alkalireserve: 54,8; Kryoskopischer Befund: d = — 0,58
20	110	—	0,03	Rest-N: 86,2; Alkalireserve: 38,5; Kryoskopischer Befund: d = — 0,615
12	43	18 +	0,04	Rest-N: 29,12; Alkalireserve: 50,2
15	90	26 +	0,04	Rest-N: 30,8; Alkalireserve: 56,2; Blutsenkung: 25/52
17	75	—	0,04	
10	60	—	0,04	
5	30	16 +	0,02	Rest-N: 65,8; Alkalireserve: 44,5; Blutsenkung: 96/138
25	50	20 +	0,04	Rest-N: 63,0; Alkalireserve: 52,4; Blutsenkung: 7/15

zu einer Belastung führen können, die bei leistungsfähigem Kreislauf zunächst durch eine Erhöhung der zirkulierenden Blutmenge gekennzeichnet ist. Bei stärkerer Belastung jedoch, und bei geschädigtem Organismus auch früher, kommt es statt dessen zu einer Verminderung der zirkulierenden Blutmenge.

Die Untersuchungen über die Veritolwirkung bei chirurgischen Erkrankungen sind in Tabelle 6 zusammengestellt. Daraus ist zu entnehmen, daß Veritol in allen Fällen eine deutliche Blutdrucksteigerung bewirkt. Gleichzeitig kam es regelmäßig zu einer Vermehrung der Herzfrequenz. Die Blutdrucksteigerung bewegte sich in ähnlichen Grenzen, wie wir sie bei denselben Dosen an Gesunden fanden. Ebenso verhielten sich Wirkungseintritt und Wirkungsdauer. Wurde die Dosis gesteigert, so kam es zu sehr beträchtlichem Blutdruckanstieg (s. Fall 96 und 88), bei schwerkranken Menschen aber konnte die geringe Veritolwirkung durch höhere Dosen nicht gesteigert werden (Fall 36, 92, 89).

Fall 88a, b und *c* zeigt in recht anschaulicher Weise, wie der rasch zunehmende Verfall der Patientin sich auch in der immer mehr abnehmenden Wirksamkeit der jedesmal gleichen Gabe Veritol ausdrückt. Einen Tag nach dem letzten Versuch (Fall 88c) kam die Patientin ad exitum.

Zusammenfassend kann gesagt werden, daß die blutdrucksteigernde Wirkung des Veritols bei chirurgischen Erkrankungen mit Operationsgefährdung ähnlich ist wie bei gesunden Menschen. Sie ist regelmäßig mit einer Frequenzzunahme verbunden. Bei schweren Erkrankungen wird die Blutdruckwirkung deutlich geringer.

Die Wirkung des Veritols im Shock und Kollaps.

Im ersten Abschnitt dieser Arbeit wurde einiges über die Entstehung des Shocks und des Kollaps gesagt. Ohne hierauf nochmals einzugehen, wollen wir im folgenden einige Fälle nach unseren Protokollbüchern etwas ausführlicher schildern;

Fall 76. Eine 66jährige Bäuerin in mittlerem Allgemein- und Ernährungszustand. Dieselbe lag seit 9. 12. 37 wegen Oberschenkelfraktur rechts in der Klinik. Da die Patientin nach dem ersten Aufstehen am 22. 4. 38 kolabierte, bekam sie in den nächsten Tagen 3mal täglich 10 Tropfen Veritol liquid. Am 25. 4. 38 vor dem Aufstehen R.R. 127/80, Puls 76, dann 18 Tropfen Veritol. Anschließend stand die Patientin auf. Innerhalb 31 Minuten Anstieg des Blutdruckes auf 200/92 und des Pulses auf 93. 82 Min. nach der Veritolgabe Absinken des Blutdruckes auf 67/60, der Puls war an der Radialis nicht mehr deutlich fühlbar, Patientin wurde fahl blaß, klagte über Schwindelgefühl und Übelkeit, die Atmung war außerordentlich beschleunigt und oberflächlich, die Extremitäten waren eiskalt. Eine ausgesprochene Herz- oder Kreislauferkrankung bestand bei dieser Frau nicht. Der Zusammenbruch nach dem Aufstehen war offenbar hervorgerufen durch die nach dem langen Krankenlager verursachte Muskelarbeit und überhaupt durch die Belastung des ersten Aufstehens. *H. Kopp* hat früher an einer Reihe von Fällen ähnliches beobachtet und hat gezeigt, daß es hier durch Verminderung des zirkulierenden Blutes zu einem ohnmachtsähnlichen Kreislaufversagen kommen kann. Es ist für solche Zustände charakteristisch, daß sie bei geeigneter Behandlung, in diesem Fall schon durch die Ruhelage, rasch beseitigt werden. Die in diesem Fall injizierte Menge von 0,03 g Veritol i. m. konnte den Zustand innerhalb 11 Min. bessern, nachdem die Patientin sofort ins Bett gebracht worden war. Der Puls wurde wieder deutlich fühlbar, gut gefüllt und stieg vorübergehend auf 104 an, sank dann wieder auf 74 pro Minute. Der Blutdruck blieb auf 127/80. Der spätere Verlauf war glatt.

Fall 90. Ein 51jähriger Patient mit Nierentuberkulose links und Prostatitis Tbc. Alkalireserve im Blut 54,2, Rest-N im Blut 47,32, kryoskopischer Befund im Blut d = —0,575. Nach erfolgter Nephrektomie fühlte der Patient sich verhältnismäßig wohl, jedoch 2 Tage nach der Operation kam es bei dem Patienten zu einem Operationsshock. Gesicht, Wangen und Lippen des Patienten wurden leichenblaß, Puls war nicht mehr zu fühlen, der Patient lag teilnahmslos da, war nicht bewußtlos, reagierte aber auch kaum auf Anruf. Es wurden sofort 0,04 g Veritol i. m. gegeben. An dem Zustand des Patienten änderte sich nichts. Gewartet wurde 11 Min., dann injizierten wir Coramin i. m., nach 3 Min. wurde der Puls fühlbar, Wangen und Lippen erhielten wieder Farbe. Nach 15 Min. begann der Patient, wieder geordnet zu sprechen und verlangte zu trinken. Nach 30 Min. war der Kollapszustand völlig überwunden. Nach geeigneter Nachbehandlung wurde 11 Tage später 0,02 g Veritol i. m. gegeben. Nun fanden wir eine Blutdrucksteigerung, die dem Anstieg eines gesunden Menschen entsprach; nur kam es bei diesem Patienten zu einer Pulsbeschleunigung.

Fall 52. Ein 45jähriger Fluglehrer in gutem Allgemein- und Ernährungszustand wurde nach Flugzeugabsturz im frischen traumatischen Shock eingeliefert. Der Patient hatte schwere Frakturen des rechten Oberschenkels, des linken Unterschenkels, des linken Oberarmes und oberflächliche Verletzungen im Gesicht. Die Einlieferung erfolgte kurz nach dem Unfall. In der Klinik war er schon nicht mehr bewußtlos, jedoch an seiner Umgebung vollkommen desinteressiert, das Gesicht tiefblaß, die Extremitäten kalt, die Atmung flach, stark, unregelmäßig, der Puls kaum fühlbar, R.R. 86/75. Nach 0,03 g Veritol i. m. trat keine Änderung des Zustandes ein. Trotzdem weiteres Absinken des Blutdruckes innerhalb 6 Min. post injectionem auf 80/70. Er erhielt dann andere Kreislaufmittel und konnte anschließend erfolgreich operiert werden.

Fall 83. 2 Stunden, nachdem der 16jährige, äußerst kräftig gebaute und vollkommen gesunde Fritz V. von einem Auto angefahren wurde, erfolgte die Einlieferung in die Klinik. Diagnose: Fraktur der 7.—10. Rippe links, Pneumothorax links. Es wurde zuerst eine intravenöse Dauertropfinfusion angelegt. Nach Versorgung der Frakturen und Punktionen keine Besserung des Zustandes. Da sich der Verdacht einer Milzruptur verdichtete, wurde die Bauchhöhle in Narkogennarkose (18 ccm) eröffnet, die Milz war im mittleren oberen Pol eingerissen. Nach ihrer Exstirpation und schichtweisem Wundverschluß kam es zu lebensbedrohlichem Kollaps. Auf 0,03 g Veritol i. v. sprach der Schwerdarniederliegende in keiner Weise an. Da sein Zustand von Augenblick zu Augenblick beängstigender wurde, erhielt er 5,5 ccm Coramin i. v. Daraufhin stellte sich ein Aufbäumen des Körpers ein, die Gesichtsfarbe kehrte zurück, die Atmung verbesserte sich. Nochmalige Injektion von 5,5 ccm Coramin i. m. stabilisierten diesen Zustand für eine gewisse Zeit. Jedoch nach 45 Min. wieder starke Verschlechterung. 0,04 g Veritol i. v. waren wieder wirkungslos. Erst 5,5 ccm Coramin i. v. und 0,01 g Lobelin i. m. konnten wieder Besserung bringen und auch vor allem den drohenden Atemstillstand überwinden. Schließlich war nur noch reiner Sauerstoff wirkungsvoll, aber ansprechbar war der Patient nach der Operation überhaupt nicht mehr. 9 Stunden nach der Operation war kein Kreislaufmittel mehr wirksam, der Patient kam 15 Stunden nach seiner Einlieferung ad exitum.

Bei einem 66jährigen Mann *(Fall 144)* in ausreichendem Allgemein- und Ernährungszustand, Diagnose Prostatahypertrophie, R.R. 156/71, Alkalireserve im

Blut 57,9, Rest-N im Blut 29,12, kryoskopischer Befund im Blut d = — 0,57, kam es im Anschluß an eine Elektrokoagulation in Lumbalanästhesie zu einem Kreislaufkollaps. R.R. 108/60. Er bekommt 0,02 g Veritol i. m., die jedoch nicht verhindern konnten, daß der Blutdruck weiter absank und 5 Min. post injectionem 80/65 betrug. Gaben von Campher und Cardiazol brachten langsame Besserung. Patient wurde später geheilt entlassen.

Fall 64. Der 65jährige kräftige, adipose Patient O. K. lag ebenfalls wegen Prostatahypertrophie in der Klinik. Herz: schwach nach links verbreitert, keine Geräusche, Herzrhythmus und Pulsschlag irregulär; perpetuelle Arrhythmie. R.R. 160/95, Alkalireserve im Blut 56,8, Rest-N im Blut 33,28, Kryoskopie im Blut d = — 0,58. Nach der Prostataektomie in Lumbalanästhesie kam es zu starkem Blutdruckabfall, R.R. 75/70. Injektion von 0,02 g Veritol i. m. behob diesen Zustand langsam, 30 Min. nach der Injektion R.R. 120/30.

Am anderen Morgen wurde der Zustand des Patienten sehr bedenklich, ein lebensbedrohlicher Kollaps trat ein, tiefste Bewußtlosigkeit, Puls nicht fühlbar, oberflächliche, oft aussetzende Atmung, Extremitäten kalt und blau. Eine i. v. Dauertropfinfusion wurde sofort angelegt. Dann spritzten wir langsam 0,03 g Veritol in den Schlauch. Sofort nach der Injektion begann der Patient zu stöhnen, sich heftig zu bewegen, aber nach 7—8 Sek. verfiel er wieder in den alten Zustand. Puls war während dieses Versuches nicht fühlbar. Nun gaben wir langsam 3 ccm Coramin in den Schlauch, schon während der Injektion vollführte der Patient ungeordnete Bewegungen, stieß unartikulierte Laute aus und kam zu sich. Die Atmung wurde wieder regelmäßiger, vertiefte sich erheblich, die allgemeine Körperblässe verschwand, der Patient war ansprechbar. Dieser Zustand blieb für einige Zeit bestehen. Jedoch kam im Verlaufe des nächsten Tages eine Pneumonie hinzu, welcher der Patient erlag.

Fall 99. Ein 62jähriger Mann in erheblich reduziertem Allgemeinzustand mit Gallenblasen-Ca. 1 Stunde nach Abtragung der Gallenblase in Äthernarkose wurden dem Patienten 0,02 g Veritol i. m. gegeben. Der Ausgangsblutdruck betrug 95/75. Nach 15 Min. Ansteigen auf 120/70. Die Wirkungsdauer betrug 55 Min. Anschließend wurde eine i. v. Dauertropfinfusion angelegt. Die Pulsschlagzahl stieg vorübergehend von 104 auf 140 Schläge in der Minute an.

3 Tage später kam es bei diesem Patienten zu einem schweren Kollaps mit tiefer Bewußtlosigkeit und hochgradig gestörter Atmung. Puls kaum fühlbar. Sofortige Injektion von 0,02 g Veritol i. v. konnten keine Besserung des Zustandes herbeiführen. Strophantin, Campher und andere Cardiaca brachten fortlaufende Besserung. Jedoch am anderen Tag kam der Patient ad exitum.

Fall 33. Ein 59jähriger Mann mit Pleuraempyem rechts, in erheblich reduziertem Allgemein- und Ernährungszustand. Alkalireserve im Blut 50,2, Rest-N im Blut 29,12. Der am Tag vor der Operation durchgeführte Versuch ergab schon für die hohe Gabe Veritol (0,04 g i. m.) ein sehr geringes Ansteigen des Blutdruckes mit kurzer Wirkungsdauer.

Die Operation erfolgte in Lokalanästhesie und dauerte 28 Min. Die anschließende Messung zeigte Blutdruckabfall. Da der Patient sehr blaß und geschädigt aussah, es ferner zu starkem Schweißausbruch kam, er einen sehr kleinen und stark beschleunigten Puls aufwies und alle anderen Anzeichen eines Kollapses auftraten, erhielt er 0,04 g Veritol i. m. Es trat jedoch keine Änderung im Befinden ein. Die dauernde Kontrolle des Pulses ergab ein sehr rasches Ansteigen bis auf 142 Schläge in der Minute. Der Blutdruck sank jedoch weiter ab. Es wurden jetzt Campher und Coramin gegeben. Daraufhin erholte sich der Patient. Der übrige Heilungsverlauf war glatt.

Zusammenfassend läßt sich sagen, daß wir mit Veritolgaben bei ohnmachtsähnlichem Kreislaufversagen im Rekonvaleszentenstadium

Erfolg hatten. Kam es während und im Anschluß an eine Operation zu einem echten Kollaps, so versagte das Veritol, obgleich sehr hohe Dosen bis zu 0,04 g gegeben wurden. Ebenfalls konnten wir im schweren traumatischen Shock mit Veritol keine Besserung des Zustandes erreichen. Eine Reihe dieser Fälle konnte noch mit Coramin, Cardiazol und Campher gerettet werden. Kam es jedoch im Verlauf des schweren Allgemeinzustandes zu einem Darniederliegen des gesamten vegetativen Systems, so versagte jedes Kreislaufmittel.

Ergebnisse.

Überblicken wir die Ergebnisse der hier mitgeteilten Untersuchungen, so ist zunächst allgemein festzustellen, daß die Wirkung des Veritols in bezug auf den Blutdruck und auf die Pulszahl bei verschiedenen Menschen und unter verschiedenen Umständen recht mannigfaltig ist. Für den gesunden Menschen jugendlichen und mittleren Alters beträgt bei der i. m. Verabreichung die niedrigste an Puls und Blutdruck wirksame Dosis 0,02 g. Bei einzelnen Fällen wurde auf die Gabe von 0,01 g Veritol geringe Änderung der Pulszahl beobachtet, die nicht auszuwerten ist. Die Dosis von 0,02 g bewirkt eine deutliche Blutdrucksteigerung, die sich ganz besonders am systolischen Druck bemerkbar macht. Er wird im allgemeinen um 20—30 mm Hg erhöht. Auch stärkere Erhöhungen bis zu 40 mm Hg kommen vor. Die Blutdrucksteigerung setzt nach 3 Min. ein, erreicht innerhalb 15—20 Min. den Gipfel, hält sich 3—5 Min. und sinkt nach 55—65 Min. zum Ausgangswert ab. Diese Beobachtungen stimmen mit denen früherer Autoren überein. Dagegen wurden für das Verhalten der Pulszahl insofern neue Ergebnisse gewonnen, als gezeigt werden konnte, daß bei kräftigen und trainierten Menschen der Puls nach 0,02 g Veritol i. m. entweder gleich bleibt oder, was hier meist beobachtet wurde, eine mäßige Verlangsamung erfährt. Bei körperlich untrainierten Menschen andererseits sowie nach Krankenlager kommt es bei im wesentlichen gleicher Blutdrucksteigerung gleichzeitig zu einer oft recht erheblichen Pulsbeschleunigung.

Dieses von den Befunden beim normalen Menschen abweichende Verhalten wird noch deutlicher bei Personen mit chirurgischen Erkrankungen. Es zeigte sich, daß diejenigen Menschen mit chirurgischen Erkrankungen ohne wesentliche Störungen des Allgemeinzustandes auf Veritol mit Blutdrucksteigerung und Pulsbeschleunigung antworteten. Bei schweren Erkrankungen mit mäßigem Allgemeinzustand wurde die Wirkung deutlich geringer, und bei Kranken mit sehr schlechtem Allgemeinzustand konnte keine nennenswerte Blutdrucksteigerung beobachtet werden, jedoch oft ein erhebliches Ansteigen der Pulsschlagzahl.

Besonders auffallend sind die Befunde, die bei Menschen in Lumbalanästhesie mit Tropacocain gewonnen wurden. Hier konnte der Nachweis erbracht werden, daß die Wirkung der gleichen Dosis Veritol bei denselben

Menschen während der Lumbalanästhesie eindeutig wesentlich stärker ist als vorher in Ruhe. Die durch die Rückenmarksbetäubung bewirkte teilweise Vasomotorenlähmung hat eine Blutdrucksenkung zur Folge. Diese Senkung wird durch Veritol in vielen Fällen mehr als ausgeglichen. Kam es aber im Verlauf der Lumbalanästhesie zu einem echten Kreislaufkollaps, so war das Veritol wirkungslos. Zum Verhalten des Pulses wäre zu sagen, daß wir schon in einem größeren Teil der in Ruhe durchgeführten Versuche eine Zunahme der Pulsschlagzahl beobachteten. In der Lumbalanästhesie kam es mit einer Ausnahme stets zu Pulsbeschleunigung.

Für die Äthernarkose hat sich ergeben, daß bei den ungestört verlaufenen Fällen, die zum Teil noch eine durch den Äther bedingte Blutdrucksteigerung aufwiesen oder bei denen der Ausgangswert des Blutdruckes erhalten blieb, Veritol eine deutliche Blutdrucksteigerung zur Folge hatte, die sich im gleichen Ausmaße bewegte wie beim normalen Menschen. Bemerkenswert ist dabei die gleichzeitig mit der Blutdrucksteigerung in fast allen Fällen beobachtete Pulsbeschleunigung. Schließlich ergibt sich für operationsgefährdete Fälle das gleiche, was bei der Lumbalanästhesie beobachtet wurde, daß die Blutdrucksteigerung ausblieb bei Eintreten eines echten Kollaps.

Auch ist in den Fällen, denen während der Lumbalanästhesie eine Äthernarkose angefügt werden mußte, eine deutlich geringere Wirkung mit dem Veritol erzielt worden. Die Blutdrucksteigerung erreichte in keinem dieser Versuche auch nur annähernd diese Höhen, welche oft in der Lumbalanästhesie beobachtet wurden.

Die Untersuchung der Fälle mit i. v. Narkose (Narkogen) ergaben ähnliche Ergebnisse. Auch hier wurde die durch das Mittel bedingte Blutdrucksenkung durch Veritol behoben. Mit Ausnahme eines Falles kam es stets zu Herzfrequenzzunahme. Kam es jedoch im Verlauf der Operation zu einem klinischen Kollaps, so versagte Veritol.

Für die Klinik besonder wichtig ist die Wirkung des Veritols beim Menschen mit ausgesprochenem Kollaps und Shock. Es wurde hier eine Anzahl solcher Fälle beschrieben. Bei allen wurde übereinstimmend festgestellt, daß das Veritol wirkungslos war. Dabei handelte es sich um solche Fälle, die durch andere Mittel (Coramin, Cardiazol, Lobelin, Campher) und Maßnahmen (i. v. Dauertropfinfusion) behoben wurden, so daß eine Reihe dieser Fälle geheilt entlassen werden konnten. Offenbar waren die Bedingungen der hier vorliegenden Kreislaufzustände derart, daß die lebensbedrohlichen Störungen durch Veritol nicht beseitigt werden konnten.

Auffallend an diesen Ergebnissen ist die Tatsache, daß gerade in der Lumbalanästhesie durch Veritol eine so starke Blutdrucksteigerung beobachtet wurde. Da es aber in dieser Betäubungsart zu einer Vaguslähmung und dadurch bedingten Blutdrucksenkung kommt, ist es verständlich, daß der durch Veritol bedingte Blutdruckanstieg nur über dem Wege einer Vasokonstriktion verursacht werden kann. Es wird deshalb auch erklärlich, warum wir hier die erhebliche Pulsbeschleunigung finden. Dieselbe wurde nur bei ganz gesunden Menschen nicht gefunden. Bei diesen körperlich voll leistungsfähigen Personen erfolgt offenbar lediglich eine Entspeicherung von Depotblut, und die dadurch verursachte Mehrbelastung des Herzens wird durch eine Vergrößerung des Schlagvolumens ausgeglichen. Aber bei allen anderen Menschen mit chirurgischen Erkrankungen ist bei dem Blutdruckanstieg eine Vasokonstriktion mitbeteiligt, die um so stärker ist, je mehr der Mensch durch Krankheiten, Krankenlager, Betäubungsmittel und Operationstrauma geschwächt ist.

Stellt man diese Ergebnisse den im Tierexperiment gewonnenen Erkenntnissen gegenüber, so ist auffallend, daß nicht in allen Punkten übereinstimmende Ergebnisse gefunden wurden. Es ist dies aber auch ganz verständlich, wenn man bedenkt, daß dort nur mit dem Experiment gearbeitet wird, welches wohl die Zustände und das Krankheitsgeschehen beim Menschen mit größter Wahrscheinlichkeit nachahmen will, aber dennoch oft sehr von den bedrohlichen Zuständen verschieden ist, welche in der Klinik vorgefunden werden.

Zusammenfassung.

Zur Klärung der zum Teil sich widersprechenden Ergebnisse in den bisherigen Mitteilungen über die Kreislaufwirkung des Veritols beim Menschen wurden an 114 Menschen Untersuchungen über das Verhalten des Blutdruckes und der Pulszahl im Zusammenhang mit Verabreichung von Veritol durchgeführt. Als wirksame Minimaldosis bei Normalen wurde bei i. m. Verabfolgung 0,02 g gefunden. Geringere Dosen waren weder beim gesunden noch beim kranken Menschen wirksam. Der gesunde, körperlich voll leistungsfähige Mensch antwortet auf Veritol mit langandauernder Blutdrucksteigerung, wobei es stets zu einer Pulsverlangsamung kommt.

Menschen mit chirurgischen Erkrankungen zeigen auf Veritol eine ganz ähnliche Blutdrucksteigerung wie gesunde, solange es sich um Krankheiten handelt, die keine wesentliche Störung des Allgemeinzustandes zur Folge haben. Doch auch dann kommt es mit der Blutdrucksteigerung an Stelle der Pulsverlangsamung zu einer Pulsbeschleunigung, die um so stärker wird, je schlechter der Allgemeinzustand ist. Im selben Maße wird die blutdrucksteigernde Wirkung deutlich geringer. In Fällen mit sehr schlechtem Allgemeinzustand kann sie ganz ausbleiben und auch durch hohe Dosen von Veritol nicht herbeigeführt werden.

Nach allen Operationen in Lumbalanästhesie, Äther- oder i. v. Narkose (Narkogen) kam es zur Blutdrucksteigerung und Frequenzzunahme.

Für die Lumbalanästhesie ist hervorzuheben, daß hier der Blutdruck oft weit über den in Ruhe ermittelten Wert hinaus anstieg.

Leichtere, ohnmachtsähnliche Prozesse, die durch augenblickliche Regulationsstörungen bedingt sind, konnten durch Veritol behoben werden. Aber im echten Shock und Kollaps war das Veritol ohne Wirkung.

Insgesamt sprechen die hier mitgeteilten Ergebnisse dafür, daß das Veritol beim Menschen vor allem eine Reizung der Vasomotoren bewirkt, und es dadurch zu einer Erhöhung des Blutdruckes und der Pulszahl kommt.

Literatur.

Bethe-Bergmann: Handbuch der normalen und pathologischen Physiologie. — *Dieckhoff, J.:* Klin. Wschr. **1937** II, 1154. — *Dreyer, F.:* Chirurg **1937**, H. 19, 726. — *Grosse-Brockhoff, F.* u. *F. Kaldenberg:* Klin. Wschr. **1937** II, 948. — *Klostermeyer* u. *Jonsson:* Klin. Wschr. **1937** II, 1724. — *Kuschinsky:* Klin. Wschr. **1938** I, 145. *Meyer, F.* u. *W. Spiegelhoff.* Klin. Wschr. **1937** II, 1342. — *Mügge, H.:* Klin. Wschr. **1937** II, 1241. — *Parade:* Klin. Wschr. **1938** I, 479. — *Philippides:* Chirurg **1938**, H. 7, 217. — *Rehn, E.:* Vortr. prakt. Chir. **1937**, H. 16. — *Rein, H.:* Arch. klin. Chir. Kongr.-Bd. **189**. — Klin. Wschr. **1937** I, 700. — *Robbers, H.:* Münch. med. Wschr. **1937** I, 819. — *Robbers, H.* u. *R. Ginader:* Klin. Wschr. **1938** I, 528. — *Schneider, H.:* Klin. Wschr. **1937** I, 736. — *Schneider, H.:* Klin. Wschr. **1932** II, 1133; **1937** II, 1169. Arch. klin. Chir., Kongr.-Bd. **162**, 561. — Dtsch. Z. Chir. **229**, 43 (1930). — *Schneider, H.* u. *H. Kopp:* Klin. Wschr. **1937** II, 1672. — *Schneider, H.* u. *H. Polano:* Klin. Wschr. **1933** II, 1086. — *Schneider, H.* u. *H. Reißinger:* Dtsch. Z. Chir. **217**, 203 (1929). — *Schöndorf:* Münch. med. Wschr. **1938** I, 333. — *Stumpf, A.:* Münch. med. Wschr. **1937** II, 1869. — *Zipf, K.:* Klin. Wschr. **1937** II, 1340.

Aufnahmebedingungen.

I. Sachliche Anforderungen.

1. Der Inhalt der Arbeit muß dem Gebiet der Zeitschrift angehören.
2. Die Arbeit muß wissenschaftlich wertvoll sein und Neues bringen. Bloße Bestätigungen bereits anerkannter Befunde können, wenn überhaupt, nur in kürzester Form aufgenommen werden. Dasselbe gilt von Versuchen und Beobachtungen, die ein positives Resultat nicht ergeben haben. Arbeiten rein referierenden Inhalts werden abgelehnt, vorläufige Mitteilungen nur ausnahmsweise aufgenommen. Polemiken sind zu vermeiden, kurze Richtigstellung der Tatbestände ist zulässig. Aufsätze spekulativen Inhalts sind nur dann geeignet, wenn sie durch neue Gesichtspunkte die Forschung anregen.

II. Formelle Anforderungen.

1. Das Manuskript muß leicht leserlich geschrieben sein. Die Abbildungsvorlagen sind auf besonderen Blättern einzuliefern. Diktierte Arbeiten bedürfen der stilistischen Durcharbeitung zwecks Vermeidung von weitschweifiger und unsorgfältiger Darstellung. Absätze sind nur zulässig, wenn sie neue Gedankengänge bezeichnen.
2. Die Arbeiten müssen *kurz* und in gutem Deutsch geschrieben sein. Ausführliche historische Einleitungen sind zu vermeiden. Die Fragestellung kann durch wenige Sätze klargelegt werden. Der Anschluß an frühere Behandlungen des Themas ist durch Hinweis auf die letzten Literaturzusammenstellungen (in Monographien, „Ergebnissen", Handbüchern) herzustellen.
3. Der Weg, auf dem die Resultate gewonnen wurden, muß klar erkennbar sein, jedoch hat eine ausführliche Darstellung der Methodik nur dann Wert, wenn sie wesentlich Neues enthält.
4. Jeder Arbeit ist eine kurze Zusammenstellung (höchstens 1 Seite) der wesentlichen Ergebnisse anzufügen, hingegen können besondere Inhaltsverzeichnisse für einzelne Arbeiten nicht abgedruckt werden.
5. Von jeder Versuchsart bzw. jedem Tatsachenbestand ist in der Regel nur *ein* Protokoll (Krankengeschichte, Sektionsbericht, Versuch) im Telegrammstil als Beispiel in knappster Form mitzuteilen. Das übrige Beweismaterial kann im Text oder, wenn dies nicht zu umgehen ist, in Tabellenform gebracht werden; dabei müssen aber umfangreiche tabellarische Zusammenstellungen unbedingt vermieden werden[1].
6. Die Abbildungen sind auf das Notwendigste zu beschränken. Entscheidend für die Frage, ob Bild oder Text, ist im Zweifelsfall die Platzersparnis. Kurze, aber erschöpfende Figurenunterschrift erübrigt nochmalige Beschreibung im Text. Für jede Versuchsart, jede Krankenbeschreibung, jedes Präparat ist nur *ein* gleichartiges Bild, Kurve u. ä. zulässig. Unzulässig ist die *doppelte* Darstellung in Tabelle *und* Kurve. *Farbige* Bilder können nur in seltenen Ausnahmefällen Aufnahme finden, auch wenn sie wichtig sind. Didaktische Gesichtspunkte bleiben hierbei außer Betracht, da die Aufsätze in den Archiven nicht von Anfängern gelesen werden.
7. Literaturangaben, die nur im Text berücksichtigte Arbeiten enthalten dürfen, erfolgen ohne Titel der Arbeit nur mit Band-, Seiten-, Jahreszahl. Titelangabe nur bei Büchern.
8. Die Beschreibung von Methodik, Protokollen und anderen weniger wichtigen Teilen ist für *Kleindruck* vorzumerken. Die Lesbarkeit des Wesentlichen wird hierdurch gehoben.
9. Das Zerlegen einer Arbeit in mehrere Mitteilungen zwecks Erweckung des Anscheins größerer Kürze ist unzulässig.
10. Doppeltitel sind aus bibliographischen Gründen unerwünscht. Das gilt insbesondere, wenn die Autoren in Ober- und Untertitel einer Arbeit nicht die gleichen sind.
11. An *Dissertationen*, soweit deren Aufnahme überhaupt zulässig erscheint, werden nach Form und Inhalt dieselben Anforderungen gestellt wie an andere Arbeiten. Danksagungen an Institutsleiter, Dozenten usw. werden nicht abgedruckt. Zulässig hingegen sind einzeilige Fußnoten mit der Mitteilung, wer die Arbeit angeregt und geleitet oder wer die Mittel dazu gegeben hat. *Festschriften*, *Habilitationsschriften* und *Monographien* gehören nicht in den Rahmen einer Zeitschrift.

---

[1] Es wird empfohlen, durch eine Fußnote darauf hinzuweisen, in welchem Institut das gesamte Beweismaterial eingesehen oder angefordert werden kann.

Vor kurzem erschien:

H. Ribbert
Lehrbuch der Allgemeinen Pathologie und der Pathologischen Anatomie

Zwölfte Auflage

bearbeitet von

Professor Dr. **H. Hamperl**

Prosektor am Pathologischen Institut der Universität Berlin (Charité-Krankenhaus)

Mit 700 Abbildungen. X, 634 Seiten. 1939

RM 27.—; gebunden RM 29.80

Inhaltsübersicht:

Einleitung. — Erster Teil: **Allgemeine Ätiologie.** — Unbelebte äußere Krankheitsursachen. — Belebte äußere Krankheitsursachen (Parasiten). — Innere Krankheitsbedingungen (bzw. Ursachen). — Zweiter Teil: **Allgemeine pathologische Anatomie.** — Störungen der Entwicklung (Mißbildungen). — Örtliche Störungen des Kreislaufs. — Krankhafte Veränderungen der Zellen und Gewebe. — Die Wiederherstellung der geschädigten Gewebe. — Die Heilung der Krankheiten. — Die Entzündung. — Geschwülste (Allgemeines). — Arten der Geschwülste. — Störungen der Sekretion. — Dritter Teil: **Spezielle pathologische Anatomie.** — Kreislauforgane. — Blut und blutbildende Gewebe. — Drüsen mit innerer Sekretion. — Nervensystem. — Verdauungsorgane. — Atmungsorgane. — Harnorgane. — Männliche Geschlechtsorgane. — Weibliche Geschlechtsorgane. — Bewegungsorgane. — Sachverzeichnis.

Professor Hamperl, der Bearbeiter der neuen Auflage des altbewährten Ribbertschen Lehrbuches, hat seiner Neubearbeitung auf vielseitigen Rat nicht die letzten von Mönckeberg (9. Aufl.) und Sternberg (10. und 11. Aufl.) besorgten Auflagen zugrunde gelegt, sondern auf die ursprüngliche Ribbertsche Ausgabe zurückgegriffen. Ist doch das Ribbertsche Buch in seinem logischen Aufbau und seiner lebendigen Schreibweise das Denkmal einer besonderen Persönlichkeit, gleich groß als Forscher wie als Lehrer. Allerdings mußten mehrfache Änderungen vorgenommen werden, die aber vom Bearbeiter in einfühlender Weise durchgeführt wurden.

In erster Linie war es notwendig, manche Abbildungen zu erneuern und zu ergänzen. Wenn auch die beibehaltenen Originalzeichnungen von Ribberts Hand nicht immer den letzten Anforderungen der Gegenwart entsprechen, so haben sie doch gegenüber der Photographie den Vorzug, daß sie das Wesentliche einer Veränderung klar herausarbeiten unter bewußtem Verzicht auf jedes ablenkende Beiwerk. Ein weiterer Schritt in dieser Richtung führt zu den halbschematischen und schematischen Zeichnungen, in denen Ribbert Meister war. Diese einprägsamen Denkbehelfe hat der Bearbeiter noch aus eigenem vermehrt. Wegen der vielen, dem Studenten neu vorkommenden Namen, hat der Bearbeiter alle dem Anfänger zunächst unverständlichen Bezeichnungen in Fußnoten nach ihrer Herkunft und Zusammensetzung erklärt.

Es ist erklärlich, daß die vorliegende neue Auflage den Werdegang des Bearbeiters, der aus der vorwiegend pathologisch-anatomisch eingestellten Wiener Schule hervorgegangen ist, widerspiegelt. Professor R. Rössle, Berlin, unter dem der Bearbeiter nun seit Jahren tätig ist, hat die Präparate des Berliner Pathologischen Museums sowie auch seine eigene Lichtbildsammlung für die Herstellung von neuen Abbildungen zur Verfügung gestellt.

VERLAG VON F. C. W. VOGEL IN BERLIN

Für die Ueberlassung des Themas, sowie für die vielen Anregungen und liebenswürdige Unterstützung während Anfertigung der Arbeit bin ich Herrn Dozent Dr. H. Schneider zu aufrichtigem Dank verpflichtet.

Lebenslauf.

Ich, Hans-Joachim Köhler wurde als Sohn des Zahnarztes Fritz Köhler und dessen Ehefrau Elisabeth geb. Hartung am 23. März 1914 zu Plauen i. Vogtl. geboren. Nach 4 Jahren Vorschule besuchte ich zunächst die Realschule, später das Reformrealgymnasium in Jena. 1933 nach bestandenem Abitur studierte ich Zahnheilkunde in Freiburg i. Brsg. Ostern 1935 legte ich hier das zahnärztliche Physikum ab. Dezember 1937 erhielt sich nach bestandenem Staatsexamen meine Approbation als Zahnarzt.

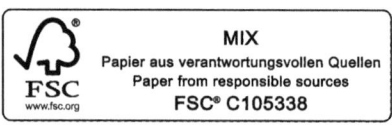

If you have any concerns about our products,
you can contact us on
ProductSafety@springernature.com

In case Publisher is established outside the EU,
the EU authorized representative is:
**Springer Nature Customer Service Center GmbH
Europaplatz 3, 69115 Heidelberg, Germany**

Printed by Libri Plureos GmbH
in Hamburg, Germany